JN128880

ペット基礎中医学

楊 達、石野 孝、陳 武

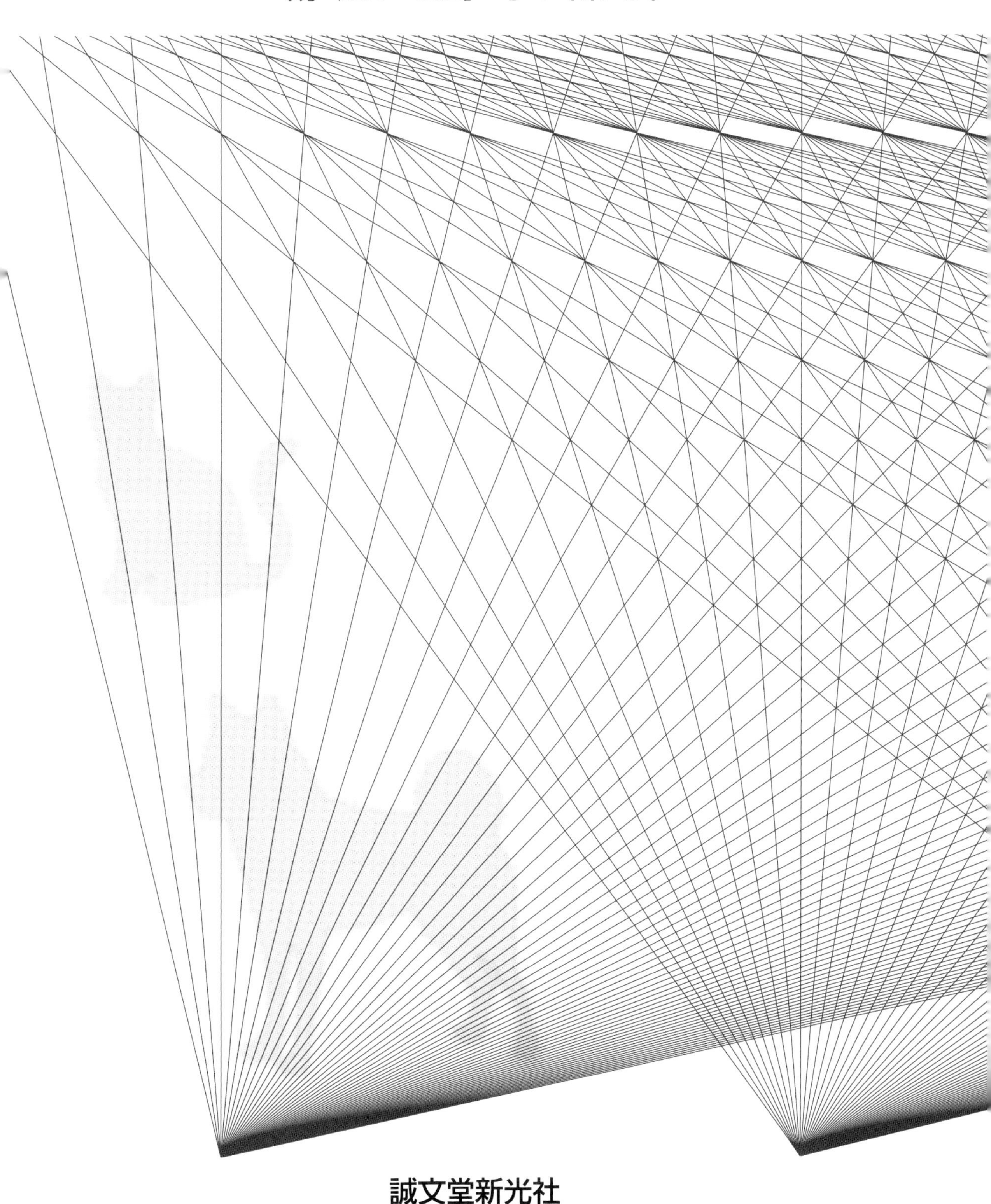

誠文堂新光社

まえがき

中獣医学は中国悠久の歴史の中で燦然と輝き、培われてきた科学であり、それは農業の歴史とともに歩んできたといえる。先人は人への中医学理論も参考にしながら、労働力を担う大動物の病気治療を経験し、絶えず発展してきた。現代になって中獣医学が西洋医学と肩を並べるようになり、近年、獣医系や農業系の大学はもとより、様々な関係機関までが互いに協力し合い、動物の健康と疾病予防に、大きな役割を果たしてきたことは、誠に意義のあることである。

中獣医学構造

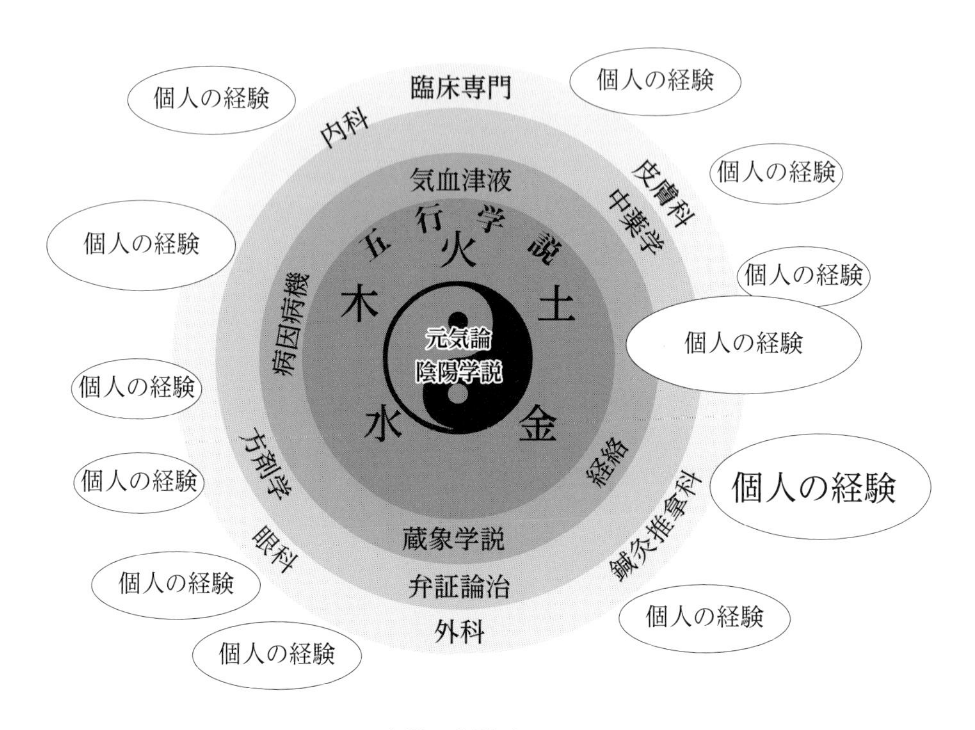

中獣医学構造図

中獣医学は中国古代の元気論・陰陽学説・五行学説などを学問の中核として、気血津液、蔵象学説、病因病機、経絡学説などの理論を用いて生体の生理と病理を分析し、中獣医学の理論システムを構築している。なお、弁証論治、及び中薬学、方剤学の理論を用いて疾患を診断し、処方を選び、生薬を加減することによって治療を行う。

また、中獣医学の進歩により、専門性も重要視され、より高度な診療ができるようになる。なお、中獣医学は臨床経験を重視する医学で、個人経験も治療に大きく左右する要素で、個人経験は絶えずに理論システムにすり合わせを行いながら、より確実に効果をもたらす経験は理論システムに融合する。共通性のない個人経験は淘汰されることになる。

ペット基礎中医学

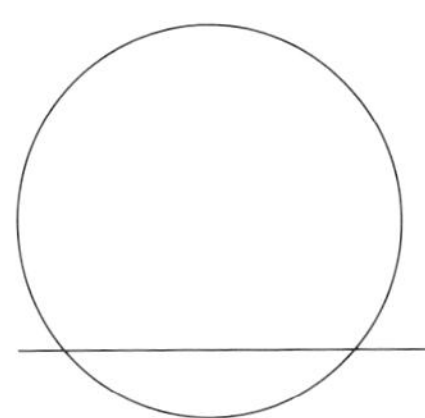

第1章　中獣医学の概念と沿革

一．中獣医学の基本

中獣医学は動物の生理、病理、及び病気の診断、予防と治療などを研究する学問である。中獣医学は動物と自然との関係を一体として考え、一つの統一体として重視している。また中獣医学を利用して、動物の内部と外部環境の関係を研究することによって、動物の生命活動の基本ルールを説明しようとするものである。

中獣医学は長い歴史ある医療活動を通じて、臨床経験と理論研究の充実によって、全体観（動物と自然界の間に統一性をもつ一体観）と弁証論治、即ち理、法、方、薬の診療方法が形成され、さらに、さまざまな治療方法を模索しながら、治療効果の優れた独特な医学理論を構築してきた。ペット中医学は中獣医学の基本理論と伝統的技法を駆使して、ペットの生理現象と病理変化を説明するものである。その内容は陰陽五行；精、気、血、津液；臓象経絡；病因病機及び診断治則など多方面にわたる。また、ペットは独自の生理病理変化があるほか、人間社会と共存しているため、人間からの影響も大きく、疾患の特徴も人間の疾患に似ているところも多々みられる。例えば肥満や糖尿病などの生活習慣病、腫瘍、アレルギー性疾患など、人間の疾患との類似性が強くみられる。

二．中獣医学理論の形成と発展

西周～秦、漢（紀元前11世紀～紀元220年）の時代に、すでに獣医の官名や称号があったことが、「周礼」に記載されている。また、戦国時代（紀元前475～221年）には「馬医」がいて家畜の腫瘍の治療や薬物の投与、手術なども行っていたことが、『周礼·天宮』にある。これによると“「兽医掌疗兽病、疗兽疡。凡疗兽病、灌而行之、以节之、以动其气、观其所发而养之。凡疗兽疡、灌而刮之、以发其恶、然后药之、养之、食之」大要：(獣医が家畜病や腫瘍などの治療を掌る。畜病を治療する際に、薬物を飲まさせ、気を動かし、病気の症候を見ながら治療する。家畜の腫瘍には、薬物を投与しながら、その後、薬物を利用しながら養生させる)”とある。

春秋時代（紀元前770～476年）は中獣医学の基盤づくりの時代で、これに貢献した著名な畜牧獣医、孫陽（号伯楽、約紀元前7世紀の人）と王良（同じ時代）がいる。

戦国時代、専門に馬の治療を行う“馬医”がいた。馬の内科的な病気には、煎じ薬を飲ませ、外科的な病気には、外用塗り薬または患部を腐らせる作用がある薬物を利用して、患部組織を一時的に壊死させる方法を用いた。当時薬物分類方法として草、木、虫、石、穀（穀物）があり、治療の原則としては五毒攻病、五味調病、五気節病、五穀養病（生薬の毒を用いて病邪を攻める。食物の味を利用して不調を正す。異なる季節の変化を察知し病気を予防する。異なる穀物を用いて体を養生する）の理論などがあった。

秦漢時代（紀元前221～紀元220年）専門的な“牛医”が誕生して、畜牧獣医の法律、「厩苑律」が制定されたが、漢代には、「厩律」に改定されている。

東漢時代の『神農本草経』（紀元220年頃刊行）は、薬物366種類（植物253種、動物67種、鉱物46種）を記載した人畜共用の薬学の古典であるが、ある薬物には、家畜専用薬物と明記されているものもある。『居延漢簡』『流沙墜簡』及び『武威漢簡』の中には馬や牛の病気を治療する処方の記載がある。

北魏時代（紀元533～544年）に『斎民要朮』（紀元533～544年）は、専門的な畜牧の内容が記載されており、応急療法48種、その他26種疾患に対応する記載がある。

隋代（紀元581～907年）に、明代五寺の一つ「太仆寺」には、獣医博士号が制定されたとする記録がある。『隋書・経籍誌』、『馬方』一巻、『伯楽治馬雑病経』一巻、兪極撰『治馬経』三巻、『治馬経目』一巻、『治馬経図』二巻などがある。

唐代（621～859年）、朮仆寺で、獣医博士4人が学生100人を教育した。同時に、太仆寺には、獣医600人がいた。833年前、唐の行軍司馬と李石が『司牧安驥集』四巻を出版した。前の三巻は医論、後の一巻は薬方。『安驥集薬方』ともいう。薬方一四四方が収録されていた。この書物は現存するもっとも古い中獣医学専門書であり、中獣医学の理論および診療技術について、詳細に論述したものである。唐代（659年）に出版された人畜共用薬典『新修本草』は、薬物844種。その内容の豊富さにおいて世界的に有数な薬典と称賛されている。

宋金元時代（960～1366年）は中獣医学の黎明期を迎え更なる発展を遂げた時期である。1007年、“牧養上下監、以養療京城豚坊病馬”制度が設立（上と下の監養する場所を設け、首都の病気の豚や馬を養う）。1036年、“凡收養病馬……、取病浅者送上監、深者送下監、分十槽医療之”（病気の馬に対して、軽い病気は、上監に送り、重い病気は、下監に送り、分散して治療する）。これは、中獣医医院の草分けといわれている。1103年、病気で死んだ馬を“皮削所”に送るなど死体の解剖検査機構があった。

『文献通考』に記載されたものによると、“宋の群牧司に薬蜜倉庫があり……糖蜜薬物を掌り馬医の用に応じた。”これは、中国政府が設けた獣医薬局のことである。北宋時代の王愈の『蕃牧纂验方』には、四季調節法が記載されており、薬物による家畜季節病予防方法が記録されている。

元代（1289 ～ 1366 年）には卞宝が『痊驥通玄論』 を六巻刊行され、現存三巻がある。『痊驥通畜三九論』の中で、馬の便秘症に対する治療法が詳しく述べられている。『点通論』には、馬蹄跛行の診断方法が記録されている。

明代、正徳元年（1506）再び元代の『痊驥通玄論』が刊行された。のちに、崔滌僧が 1959 年『校正増補痊驥通玄論』を出版。理、法、方、薬の内容が充実しており、これは、現存するもっとも優れた中獣医学専門書といえる。

明代、1608 年、獣医である喩本元、喩本亨の兄弟が合作で『元亨療馬集』、『元亨療牛集』を出版した。理論、臨床もともに内容が豊富である。

明代から中華人民共和国誕生前に発刊された、『馬の疾患について』は、経典的な著作である。全書に、春、夏、秋、冬四巻、牛、駝経、イラスト 112 枚。内容的に、理、法、方、薬、鍼灸など技術面が豊富な伝統的中獣医学の代表的な専門書で、現在まで約 410 年間、中国および世界的に伝統的中獣医学の名著としてその誉れが高い。

明代、獣医本草学と人医学との区別がなかった時代。中国・明代の医師で本草学者の李時珍（1518 ～ 1593 年）が 1590 年に出版した『本草綱目』には、中薬 1,893 種、処方 11,096 方が記載されている。彼はこの書を出版するにあたり、多くの畜牧獣医の古典的な書物を参考にしたという。

清（1644 ～ 1910 年）の時代、農業発展のために、牛病の研究がすすめられた。1736 年李玉書が『元亨療馬集』を参考にしながら、『馬牛駝経全集』を編纂した。1785 年、郭怀西が『新刻注释馬牛駝経大全集』を編纂した。

1800 年、傅述風が『養耕集』を編纂。その後、『牛医金鉴』、『抱犢集』、『牛経備要医方』、『大武経』、『活獣慈舟』、『牛馬捷経歌』、『豚経大全』など、獣医学の書籍が続々と出版された。

1758 年、趙学敏が『串雅内篇』『串雅外篇』を編纂した。特に、「外篇」は、馬牛羊猫駝亀などの治療方法が豊富である。現在、その内容に沿って、『串稚獣医方』が編纂された。

1873 年、李南暉が出版した『活獣慈舟』には、黄牛、水牛病を中心した、馬病編、豚病編、羊病編、犬病編、猫病編などがある。

1980年、これらの書物は整理校正され、再び出版された。これによって中国古代からの中獣医学が系統的に形成された。

1904年、清政府関係者がヨーロッパと日本の獣医学の現状を視察して啓発を受け、河北省保定府に「北洋馬医学堂」を設立した。これをきっかけとして、西洋獣医学が中国に移入し始めた。1912年、「陸軍獣医学校」と名称を変更。1952年、長春に解放軍獣医大学が設立された。これを契機として中国の獣医制度は、中獣医、西獣医の二本立てとなった。1949年以前には中獣医学の養成機関はなく、獣医学の教育内容はすべて西洋獣医学であった。

1956年、当時の周恩来総理が「国務院による民間獣医工作についての指示」を発表。同年9月農業部が「全国民間獣医会議」を開催。「中、西獣医の団結、西獣医は中獣医に学ぼう」と呼びかけた。劉少奇委員長が「全面系統的に学び、全面受け入れ、その後整理して、発展」を全国に指示した。それ以降、全国的に中獣医を学ぶブームが巻きおこった。

その後、江西に「中獣医研究所」が設立され、中国農業科学院に「蘭州中獣医研究所」が設けられた。同時に、民間に眠っていた中獣医関係の治療経験や処方、薬物などを収集して整理し中獣医学の出版物が数多く刊行された。

1960年、初めに、北京農業大学（現：中国農業大学）に「中獣医研究教育組」が設立され、中獣医学コース（本科）が設けられた。その後、全国各地の農業大学に中獣医教育研究組ができ、中獣医学に必要的なカリキュラムも次第に充実していった。

1979年、初めて、北京農業大学に「中獣医修士課程」が設けられ、1996年には同大学に「臨床中獣医博士」課程が設立されるに至った。

三. ペット中医学の発展

現在までの中獣医の発展は、大動物とくに産業用動物の治療により発展してきた学問であるが、現今、労働力と食用としての動物以外に、人間の伴侶として、人間社会に入り込んできた小動物は増加の一途をたどり、人間と飼育されているペットは同じ生活環境の中に暮らしていることから、その伴侶であるペットと末永く健康で生涯をともに歩んでいきたいという希望が年々強くなり、病気の場合の治療や予防も西洋医学のみならず、より自然な方法で治療に当たる、中獣医に対する選択肢も増えてきている。

ペットは人間と共に家庭の中で生活している関係から、生活の質も高くなり、そのため、生活習慣、食事習慣などもより人間に近くなり、快適な環境から病気や早死が減少し、高齢化が進み、発症する疾患まで、人間に非常によく似てきている。そのため、ペット中医学は人間の中医学により類似する医学体系になってきている。もちろん、ペット中医学は単なる臨床経験だけではなく、高度な理論システムをもち、さらにこの理論システムに沿い、繰り返し臨床実践を重ねた上に構築された医学である。

四．ペット中医学の特徴

ペット中医学はペットの生理、病理および診断、治療など多方面に独特な特徴をもつ。主な特徴として、次の二つがあげられる。

(一) 全体観

全体観とは物の統一性と完全性を指す。つまり、ある一つの現象を考える時、その部分だけの問題として視るのではなく、まず全体から考える。そして全体をみた後で部分を考える。この全体としてとらえる考えのことを全体観、または整体観ともいう。この全体観に基づいて、中獣医学では動物の体は多くの組織や臓腑が密接に関連しながら形成される一つの有機体と考えている。その動物や人間は自然界の中の一員である。天地間の自然を大宇宙とすれば、その中に生きる動物や人間は大宇宙の動きに順応する小宇宙である。

例えば具体的には、内臓臓器は一つ一つ単体で働いているのではなく、互いに影響しあっていたり、組織や器官が互いに作用しあって生命活動を維持している。例えば、内臓のトラブルが肌に現れることもある。局部だけで判断せず、体全体を通じて観察する必要がある。また、その統一性は自分の体だけではなく、自然界との関わりあいにおいてもいえることで、気候の変化などに人や動物たちの環境や食生活をあわせ、自然と共存しているという認識が大切であり、自然とそこに生きる者たちとのバランスが崩れたときにこそ、病気になるという考え方である。

この考えは中獣医学の生理、病理、診断、弁証治療の分野に一貫して流れている。

1、有機的統一体の動物

1）生理の全体観

統一的な全体観から生命活動の正常規則を探求する。

体の中で、五臓は最も重要視されている。六腑、五官など組織につながり、経絡・血脈・三焦を通して気血津液などを全身に巡らせ、生体の生理機能を維持する。

動物の統一的な全体観は“五臓”を中心として“六腑”と配合し、経絡系統と精、気、血、津液を通じて、五体（筋、脈、肉、皮毛、骨）、五官（目、舌、口、鼻、耳）、九竅（きゅうきゅう）（口、両眼、両耳、両鼻の孔、前陰、肛門）、四肢などと連絡し合い、全身の組織器官を整えて有機的な統一体（全体）を形成する。各臓器はそれぞれ異なる機能をもつが、その機能を充分発揮するために、個々の臓腑の協同活動と制約作用を発揮することによって生理的なバランスが保たれているのである。生理活動というのは、各臓器は相互に協力し合い、ある臓器は他の臓器と切り離して単独に活動することはできない。動物体も人体も、有機的なつながりをもつ一つの統一体として大自然の中での一員を構成しているのである。これは動物の局部と全体の相互関係にも及んでいる。

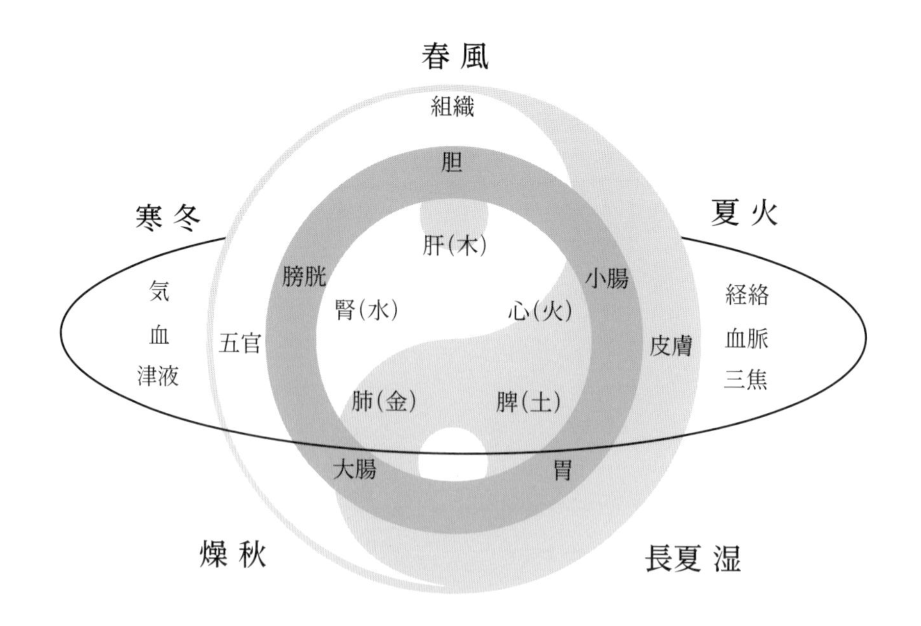

中獣医学の五臓中心論と自然全体観

2）病理の相互影響

ある臓器が病変をおこすとき、ほかの臓器にも影響を及ぼし、さらに、二つ、三つの臓器にも病変がおきることがある。即ち、局部の病変は体全体に影響を及ぼし、全身の生理、病理状態も局部の病理変化に影響する。したがって、病理を認識するときには、先ず全体の情況をとらえ、局部の病変からおこされた全身の病理反応を重視すべきである。病変をおこした臓腑、器官を注意しながら、関連している他の臓器への影響も忘れずに観察すべきである。

2、動物と自然界、人間社会との統一性

動物は自然界の中で生活しているのが普通である。ペットは人間社会に入り込み、人間と共に生活している。動物の生理的機能と病理上の変化は、たえず自然界の影響を受け、それに適応し融和してゆく中で、生体の生命活動を維持している。自然界の変化は動物の生理現象にも影響を与え、この影響は生理の適応できる範囲内の変動であれば病気にならないが、もし、生理の適応範囲を超えると、病理的な反応をおこすようになる。

1）ペットに及ぼす季節、気候の影響

春と夏は陽気が盛んであり、陽気は外へ外へと向かおうとする傾向があり脈も洪大になる。秋と冬は寒い季節になり、脈もやや沈小に変わりやすくなる。脈は季節によって変化する。春は弦、夏は洪、秋は毛（浮脈）のように、冬は石（沈）のようになるという。これは自然界、季節の影響で体に発生した自然的変化である。そのような脈の変化は季節における気血

の流れの傾向を示すものと考えられる。

２）ペットに及ぼす地域の影響

各地域の気候、地理環境の変化は動物の体にも影響を与える。北の地域の動物は寒さに対して順応し南の地域の動物は暑い気候に適応しているなどである。

３）ペットに及ぼす飼い主の影響

ペットは人間の伴侶動物であるため、飼い主からの影響は大きい。ペットの生活管理、食事のバランスなどは飼い主からの干渉が多く、ストレスも大きい。健康への影響には十分な注意を払うべきである。

(二) 弁証論治

１、弁証論治とは具体的な物に対して具体的な分析を行うことである

弁：弁別すること。見分けること。区別すること。

証：「証」とは症候群のことで、疾病進行過程のある段階で、生体に現れた各種症状を指すものであり、弁証論治の根拠となるものである。証は病変の部位、原因、性質、邪気と正気との関係などが含まれており、疾患の各段階における病理の本質を反映している。

弁証：「弁証」とは、四診（望・聞・問・切）によって集めた疾病に関する各種の情報を分析・綜含して、疾患の原因、性質、部位、および邪気と正気の関係を明らかにし、それはどのような証候であるかを判断することである。

論治：「論治」は「施治」とも呼ばれ、弁証の結果によって、相応する治療方法を確定することである。弁証は治療を確定する前提と根拠であり、論治は疾病を治療する手段と方法である。また弁証が正確であるかどうかに対する検証でもある。

２、“証”と“症”の違い

「証」と「症」の概念は同じではない。「症」は単に疾病の症状をさし、「証」はすべての症状が集った症候群で、弁証論治の根拠となるものである。病変の部位・原因と性質を分析するもので症状より広く、深く、かつ正確に疾病の本質を反映しているものである。

３、証が同じだと、治法も同じ；証が異なると、治法も異なる

同じ病気、同じ病名でもその進行過程で、いろいろと異なった症状を呈する。従ってその時点で証が異なるので同じ病気でも、症状の段階によって治療方法も異なる。

逆にまったく違う病気、病名でもやはり進行過程で同じような症状と証を表す場合がある。まったく違う病気でも証が同じであれば治療方法も同じである。

ペットと飼い主の健康と幸せを手伝う

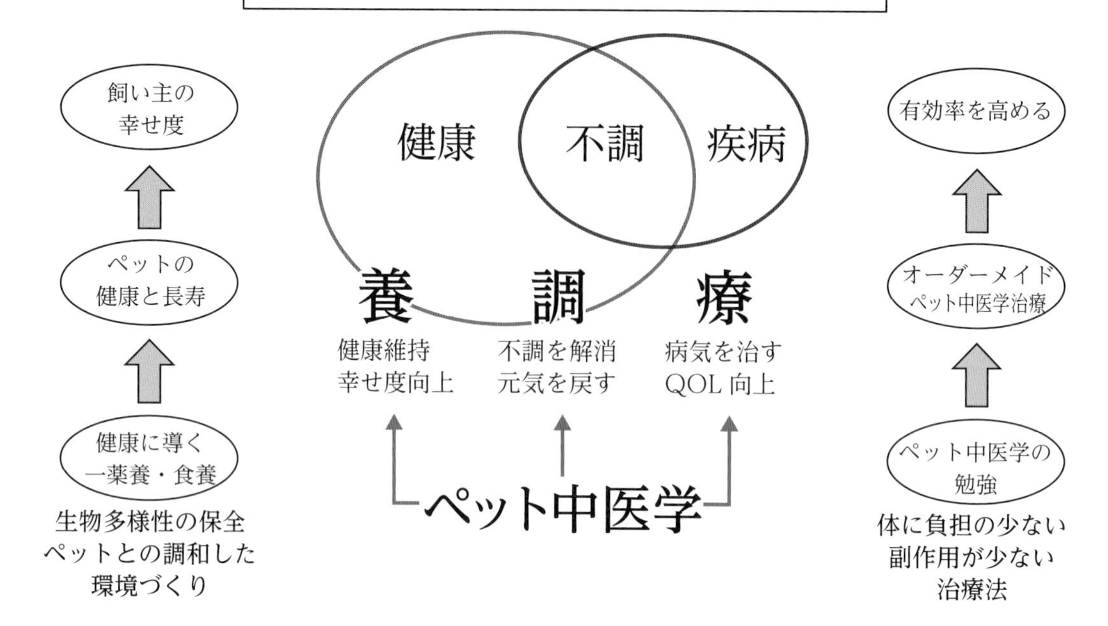

ペット中医学の役割

ペット中医学は病気にかかったペットに治療を行うだけではなく、病気ではなくても、若干不調がみられたペットに対してペット中医学を通して不調を解消し元気を取り戻すことができる。さらに、病気のないペットに対してもペット中医学の養生理論を用いて健康維持、体質増強などの役割を果たすことができ、病気の予防、QOL の向上に役に立てる。

治療従事者に対して、ペット中医学の学習によって新しい治療手段を手に入れることが可能で、個々の患者の体質に合ったオーダーメイド治療を行える。

ペットの飼い主が一定のペット中医学知識をもてば、ペットの健康養生にも役に立ち、ペットと飼い主の幸せに寄与できると思われる。

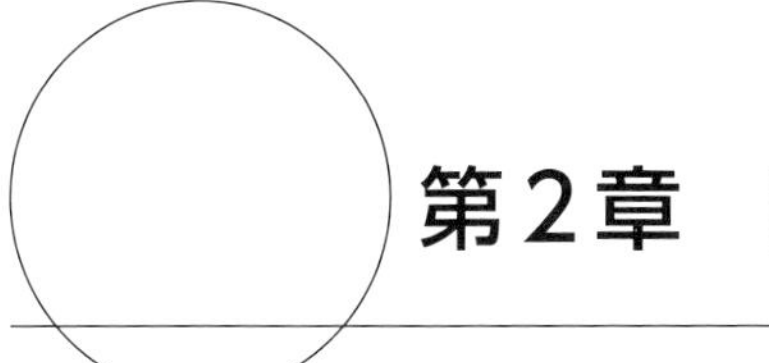

第2章　陰陽五行学説

陰陽五行学説によると、世界は陰陽という二種類の相反する物質の下で誕生し、発展して来たものと考えられている。木・火・土・金・水の五種は、世界を構成する最も基本的な物質で必要不可欠の元素である。また動物の日常生活の中でも欠くことの出来ない物質元素である。この五種の物質は、絶えず運動変化し、互に資生し、互に制約する関係にある。

第1節　陰陽学説

一．陰陽学説とは

陰陽は自然界で互に関連している多くの事物と現象の対立する概念である。これは無限に存在する自然の事物を分類し、概念化する方法として考えられたものと思われる。例えば、事物を「良い、悪い」「多い、少ない」「暑い、寒い」「好き、嫌い」などのように二つの対立的な事物を代表する単純な二分法であったものが、次々と自然界のものを分類するようになった、その基本が陰と陽である。

それが次第に自然界の総ての事物を陰陽の枠の中に当てはめていったものである。したがって陰陽は、同一事物の内部に存在する相互に協調と対立という二つの側面をも代表している。

分類	空間	時間	季節	性別	温度	重さ	明るさ	運動状態
陽	天	昼	春夏	男	熱暖	軽い	明るい	上昇 外向 運動
陰	地	夜	秋冬	女	寒涼	重い	暗い	下降 内向 静止

陰陽分類表

また、陰陽はある事物が相互に対立する面と、また相互に関係し合う面と二つの面をもっている。いろいろな事物の中で、どのようなものが陽で、どのようなものが陰かというと、一般的には、激しく運動しているもの、外向しているもの、上昇しているもの、暖かいもの、明るいものなどは陽に属する。一方、安静にしているもの、内向しているもの、下降しているもの、冷たいもの、暗いものなどは陰に属する。即ち、発揚傾向のもの、積極性をもつものは陽に属しているのに対して、沈降傾向のもの、抑制的な意味をもつものは陰に属する。

このような考え方の発想は古代人の日向（ひなた）と日影（ひかげ）に対する生活環境がおおもとであろうといわれている。日向が陽、日影は陰である。

そしてこのような考え方が、世の中のあらゆる物に当てはめられるようになる。当然医学の分野にも適用されている。

自然界のすべての物が陰陽に分類される。その陰陽に分類されたその片方の内部もさらに陰陽に分類される。陰と陽は関連する二つの事物や、あるいは一つの事物のなかの両極を指すものである。したがって、単独で存在することはなく、一方があってこそ、もう一方も存在するという相対的なものである。そして、ある一定の条件の下では、陰が陽に、陽が陰に変わることがある。これを「陰陽の転化」という。

二．陰陽学説の基本内容

（一）陰陽の対立と制約の関係

陰陽学説では、あらゆる事物はみな相互に対立する陰・陽の二つの側面をもっている。例えば上と下、左と右など。

陰陽は、陰と陽の間で相互制約していながら、相互に運動している。

（二）陰陽の依存

陰と陽は、相互に対立し、かつ相互に依存しあっている。どちらも他の一方と離れて単独に存在することはできない。上は陽、下は陰、上がなければ下もなく、下がなければ、上もないという関係。この関係を、「互根」という。

（三）陰陽の消長

陰陽は常に一定の状態でつり合っているのではなく、相対的にどちらか一方が強まったり、他方が弱まったりすることを繰返している。例えば、昼と夜の変化では夜明けとともに陰の支配が終わり、朝を迎えると少しづつ陽が盛んになって全体を覆うようになる。また夕方になると陽が衰え陰が盛んになる。これを「陽消陰長（陽が減り、陰が成長）」・「陰消陽長（陰が減り、陽が成長）」と呼んでいる。この消長の変化によって体のバランスを保っている。

（四）陰陽の転化

陰陽は、その発展が一定の段階に達すると、また各々が逆の側に転化することができる。陰が陽に、陽も陰に転化するのである。事物の運動変化が、もしも「陰陽消長」を一つの量の変化とすれば、陰陽転化は質の変化の過程であるといえる。その転化する条件は、即ち消長の極めつきである。これを「物極」という（変化は極度に超え、その反対側に転化する）。

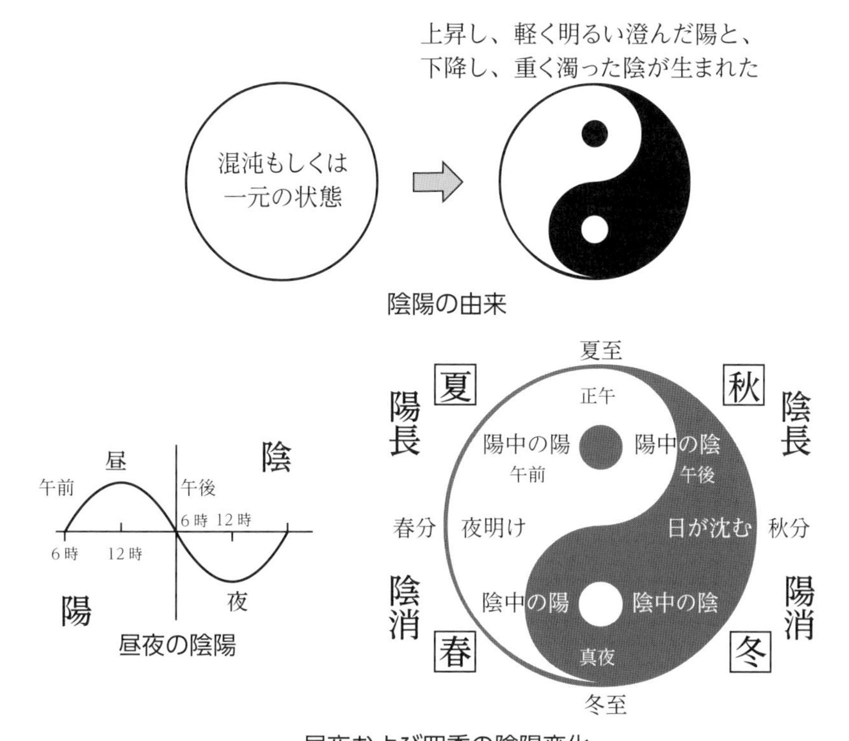

陰陽の由来

昼夜の陰陽

昼夜および四季の陰陽変化

三. ペット中医学における陰陽学説の運用

陰陽学説はペット中医学理論のあらゆる面に浸透しており動物体の構造・生理機能・疾病発生進展の法則を説明するとともに、診断と治療に大きく影響を及ぼすものである。

(一) 組織構造の説明

陰陽学説を動物に応用する場合、いろいろな陰陽の分け方がある。

体の部位については、体の上部、体表、体表の背部、外側などは陽に属し、下部、体内、腹部、内側などは陰に属する。

臓腑では、六腑は陽に属し、五臓は陰に属す。五臓自体もまた陰陽に分けられる、心と肺は陽に属し、肝・脾・腎は陰に属する。具体的な各臓腑においても陰陽の別がある。たとえば、心に心陰・心陽があり、腎に腎陰・腎陽があるなどである。

動物は非常に複雑な構造をしているが、それらはすべて陰陽の二つの概念で分類できる。

(二) 生理機能の説明

正常な生命活動は、陰陽は対立しながら、協調し合う関係を保つものである。動物の機能活動は物質を基礎としており、陰精がなければ、陽気を産生できず、また陽気の働きである生理活動がなければ陰精を化生することができない。もし陰陽が互に用をなさなくなり、分離すると、生命活動も停止してしまう。

分類	部位	組織構造	生理機能
陽	体表　背部　上部　外側	皮毛　六腑　気　衛	興奮　亢進　活動
陰	体内　腹部　下部　内側	筋骨　五臓　血　営	抑制　衰退　静止

生理分類表

(三) 病理変化の説明

陰陽学説では疾病の発生は、陰陽が相対的なバランスを失い、偏盛あるいは偏衰した結果であるとしている。疾病の発生進行は身体の抗病機能（正気）と致病素因（邪気）の状態によりいろいろ変ってくるが、それらはみな陰陽を用いて概要を説明することができる。

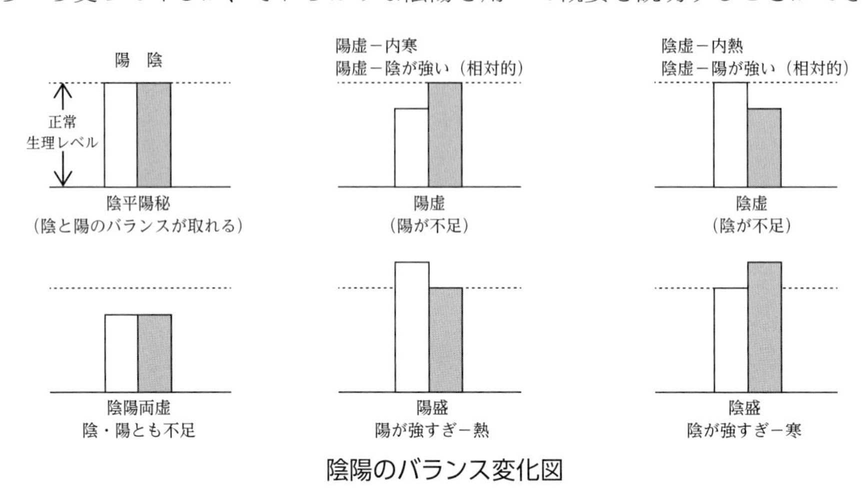

陰陽のバランス変化図

分類	疾病の性質	望診	聞診	問診	切診
陽	表証、実証、熱証	毛並みのつやが鮮やか	よく吠える､吠え声が大きく、興奮、走り回る	熱がり、冷たいものを欲しがる	浮、数、弦、洪大、実脈
陰	裏証、虚証、寒証	毛並みのつや暗くカサカサ	あまり吠えない、声が弱弱しい、あまり動かない	冷え、温かいものを欲しがる	沈、遅、渋、細、虚

病理分類表

(四) 診断への運用

疾病の発生・進行の原因は陰陽失調で説明できる。したがっていかなる病証でも、たとえその臨床表現が錯綜複雑化していても、すべて「陰証」と「陽証」を用いて説明することができる。陰陽は表裏・寒熱・虚実を統括している。すなわち表・熱・実は陽に属し、裏・寒・虚は陰に属するのである。

(五) 治療への運用

病気は陰陽のバランスが崩れることによっておこる。陰陽の病理は陰陽どちらかへの偏りである。これには陽の偏盛、陰の偏盛、陽の偏衰、陰の偏衰がある。偏はかたよる、盛は邪気の勢いが強い、衰は正気が衰えているという意味である。

陰陽を整え、補偏救弊（体のバランスの傾きを正し、疲弊を取り除く）して、「陰平陽秘（陰陽のバランスを整える)」を促成し、陰陽の相対的なバランスを回復することが、治療の基本的原則である。

1、治療原則の成り立ち

陰陽のバランスの失調によって病気が生ずるとすれば、常に体は陰陽の過不足を調整し、平衡状態に戻すことを目的にした治療でなければならない。健康な状態とは陰陽の偏り、つまり過不足がなく体の総ての場所の陰陽も平衡状態でなければならない。この状態を「平」という。「平」にするのが治療の原則であり、その基本が陰陽の調整である。陰陽の調整には、「有余を瀉す」と「不足を補う」という二つの法則がある。

有余とは有り余ったもの、余分なものという意味で、体にとっての余分な邪気を排除することを目的とする。これは体にとって不必要なもので、瀉法という技法を用いて体外に排出する。

不足とは体に備わる正気（生命力、抗病力）が不足した状態を指す。これには補法という技法を用いて正気を補なう。

治療の原則とは余分な邪気を排出し、不足している正気を補い陰陽のバランス、気血のバランスを回復させることである。これを「陰陽の調整」という。

例えば、もし陽熱が盛んで、陰液に影響を及ぼすと「陽勝れば即ち陰病む」(陽が強すぎると陰が病み、熱症状がみられる)、その余りの陽を除くべきであり、「熱はこれを寒す」(寒薬を用いて熱を取り除く）の方法を使うべきである。もし陰寒が盛んで、陽気を損じる結果になれば「陰勝れば陽病む」(陰邪が強すぎると陽が病み、寒の症状がみられる)、余りの陰を除くべきである。これには「寒はこれを熱す」(温める薬を使って寒の症状を取り除く）の方法を使うべきである。要するに陰陽を再び新しい相対的なバランスに回復させる治療原則である。

	陰	陽
薬性	寒涼（滋潤）	温熱（燥）
薬味	酸、苦、鹹	辛、甘、淡
作用	沈降、収斂	昇浮、発散

中薬の性、味、作用の陰陽分類表

2、薬物の性能を説明

陰陽の属性は薬物の五味にも応用されている。五味とは味覚を五つに分類し、五行に当てはめたもので酸（木）・苦（火）・甘（土）・辛（金）・鹹（水）としている。

例えば寒涼・滋潤の薬物は陰に属し、温熱・燥烈の薬物は陽に属する。薬味の酸・苦・鹹は陰に属し、辛・甘・淡は陽に属している。薬味が収斂、降下の作用を備えたものは陰に属し、上昇、発散の作用を備えたものは陽に属している。

疾病を治療する時は、病状の陰陽の傾き（偏盛・偏衰）の情況によって、治療原則を確定し、そして薬物の陰陽属性と効能を結びつけて、適応する薬物を選び、治療の目的を達成するものである。

第2節　五行学説

一．五行学説とは

五行とは、自然界に存在する物質の中で、最も基本的な木、火、土、金、水の五つが一定の法則に従い、互いに変化し、相互に影響しあう関係をいう。

五行学説は古代哲学の理論であり、世界のあらゆる事物は木、火、土、金、水の五つの基本物質の運動によりできたものであると考えている。また、五行の間には互いに協調し助け合う面（相生（そうせい））と、互いに抑制、制約し合う面（相克（そうこく））がある。つまり五行は生克（促進と抑制）の関係をもって事物の相互間係を説明し、どの事物でも独立、静止しているものではなく、絶えず生、克の運動によって釣り合っている。これが五行学説の基本的な考えである。したがって、五行は自然界の事物の属性を導き出し、その相互の連絡関係を説明する一つの分類法則である。

二．五行学説の基本内容

(一) 五行の特性

五行	性質と特徴
木	木の性質は弾力性があり、上へ外へとのびのびと成長していく（昇発（しょうはつ）、曲直（きょくちょく））。このような性質をもつものは“木”に分類する
火	火は熱く燃え上がる性質がある。温熱、上行、炎上の特性をもつものを“火”に分類する
土	人々は土に種を蒔き、作物を収穫するという稼穡（かしょく）の特性をもつ。転じて繁栄、吸収消化、あらゆるものを受け入れ生成変化する性質のあるものを“土”に分類する
金	金には従革（じゅうかく）、粛殺（しゅくさつ）という意味があり、転じて厳粛・下降・清潔・収斂などの性質のあるものを“金”に分類する
水	水は冷たく上から下へ流れ、大地を潤す。このような寒涼・潤下・向下の性質のあるものを“水”に分類する

1、事物の属性に対する五行分類

五行学説は五行の特性を利用して事物の属性を分類し、類似している行に帰属する。

五味	五色	五化	五気	五方	五季	五行	五臓	六腑	五官	形体	情志
酸っぱい	青	生	風	東	春	木	肝	胆	目	筋	怒
苦い	赤	長	暑	南	夏	火	心	小腸	舌	脈	喜
甘い	黄	化	湿	中	長夏	土	脾	胃	口	肉	思
辛い	白	収	燥	西	秋	金	肺	大腸	鼻	皮毛	悲
塩辛い	黒	蔵	寒	北	冬	水	腎	膀胱	耳	骨	恐

五行で分類すれば、自然界のいろいろな事物と動物の各臓腑、組織は木、火、土、金、水の五行システムに帰属され、同一の行に属する事物は深い関連性をもっていることから、五行学説は動物と自然界の統一性を説明した理論である。

2、五行の生克乗侮（五行の変化規則）

１）五行の相生、相克

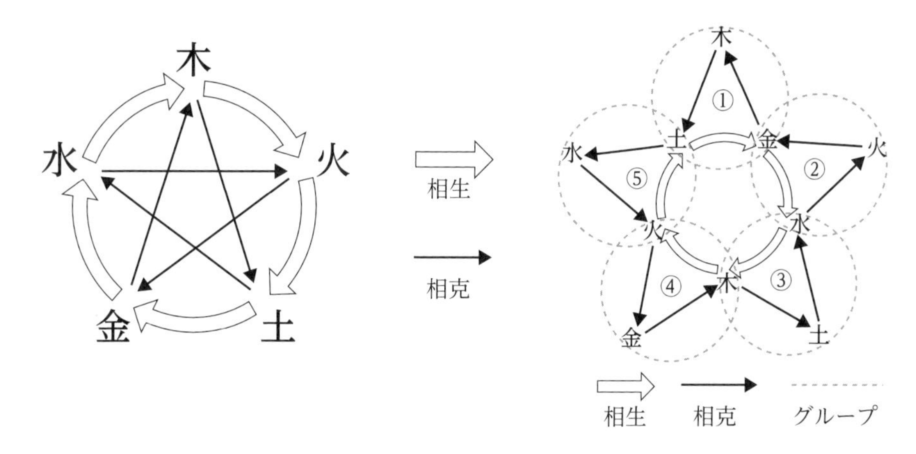

①相生：～が～を生む。母が子を産み、子は母から生まれる関係を指し、これを母子関係ともいう。促進、産生の関係をもつ（アクセルの様なイメージ）。木生火・火生土・土生金・金生水・水生木の順で巡る。

②相克：～は～に克つ、～は～に負ける関係。木克土・土克水・水克火・火克金・金克木の順で巡る。互いに制約し合う関係にある（ブレーキの様なイメージ）。

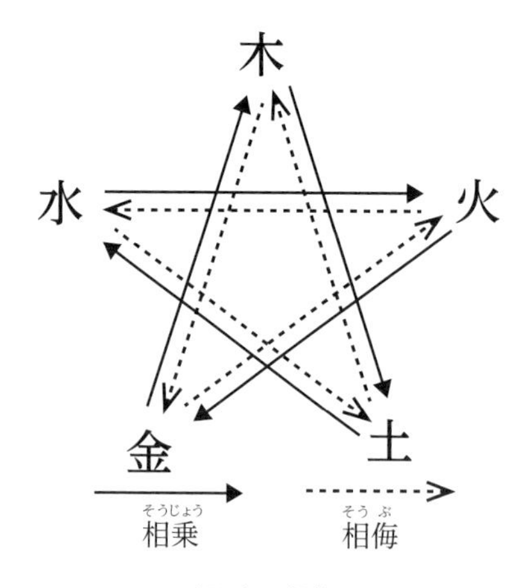

相乗と相侮

事物には必ず相生（生成と促進）と相克（制約）がある。それによって事物相互の協調関係は維持される。五行学説では、このことを「制化法則」（制とは制約、化とは生成と促進、制化法則とは生成または促進しながら制約も行うというバランスを取る法則である）という。

2）五行の相乗・相侮

五行の相乗相侮は、五行の相克関係のなかで現れる異常現象のことである。

相乗：乗とは、虚に乗じて侵襲するということであり、強者が弱者を凌駕することである。相乗とは、相克が過剰となり、正常な制約の限度を越えたものである。相乗を形成する原因には、次の二つがある。一つは自らが「勝てない」ものが偏亢することにあり、一つは自らが「勝てる」ものが偏衰することにある。この二つは、ともに相克の過剰すなわち相乗を生じる。

相乗関係：木乗土、土乗水、水乗火、火乗金、金乗木の関係。五行の相克関係が崩れ、相克する相手の弱みにつけ込んだ（乗じた）ことによっておこる病理を表す。

相侮：侮とは、侮ることである。相侮とは、相克の関係が逆になることであり、五行のある「行」が強すぎて、もともと自分を克す「行」に対して逆に克すことになるので、反克ともいう。この相侮を形成する原因には、次の二つがある。一つは自らが「勝てる」ものが逆に偏亢することにあり、一つは自ら「勝てない」ものが偏衰することにある、この二つは反克の局面を形成する。

相侮関係：木侮金、金侮火、火悔水、水悔土、土悔木。相克と逆の関係になる。五行の相克する相手が強すぎたり、自分の方が弱くなったりした時に、克することができず、反対に克されてしまう病理を表す。

三．五行学説の運用

(一) 五臓系統の生理機能と相互関係

五行の帰属はまず自然現象の観察から始まり、自然現象を人体や動物体の五臓や他の関係する部分に相対的に結び付けている。五行を人体や動物体に結び付けるには五臓が基礎となる。

五臓とは肝・心・脾・肺・腎のことをいう。例えば、肝は木に属し、心は火に属し、脾は土に属し、肺は金に属し、腎は水に属すとする。臓は腑と表裏の関係にあるところから、五臓は五体、五官、五志、五色などと生理機能や病理変化において密接な連携がある。したがって、五行への帰属は五臓を通じて五腑・五体・五官・五志・五色などの面に結び付けられて、そこに一系列の関係が形成されるのである。

五臓の帰属：肝は条達（枝が成長し四方に伸びる勢い、気の巡りを順調にさせる）を喜び、抑鬱をきらい、疏泄という機能があり、曲直（木の曲がりとまっすぐのびのび成長する様子）、昇発（昇って上部と周囲へ伸びる様子）という木の特性があることから、肝は木に属するとしている。

心陽の温煦（温める）作用には、陽熱という炎上、火の特性があることから、心は火に属するとしている。

脾は消化吸収の機能があり、生化の源であり、万物を生化するという稼穡（穀物の種まき、植えつけ、実りと取り入れ、収穫など営養を得ること）の、土の特性をもつことから、脾は土に属するとしている。

肺気は粛降（下降、清潔、静粛の意味があり、昇発の反対で、下側への働きを指す）の作用を主っているが、これが清粛・収斂という五行の金の特性であることから、肺は金に属するとしている。

腎には水を主り、精を蔵するという機能があるが、これが低いところに流れるという潤下（潤す、下へ流れる）、水の特性であることから、腎は水に属するとしている。

五臓の相互資生の関係：腎（水）の精は肝を養い、肝（木）の蔵している血は心を助け、心（火）の熱は脾を温め、脾（土）が化生する水穀の精微は肺を満たし、肺（金）の粛降作用により水は下行して腎水を助けている。

五臓の相互克制の関係：肺（金）気は粛降すなわち下降することにより、肝陽の上亢を抑制し、肝（木）はその条達という作用により、脾気が滞らないように疏泄を行っている。また脾（土）はその運化機能により、腎水が氾濫しないように制御し、腎（水）はその潤す作用により、心火が亢進しないように防止している。そして心（火）はその陽熱という特性により、肺金の粛降が過剰にならないように制約し、この肺の粛降作用がまた肝を抑制するというように、五行の相克関係に一致する相互克制の循環がたえず行われている。

（二）臓腑間の病理的影響

五行学説は臓腑間の病理的な相互影響の説明にも用いられる。臓腑間の病理的な影響とは、本臓の病が他の臓へ伝わり、他の臓の病が本臓に伝わることを指す。これを「伝変」という。一般的には次の二つがある。

1、相生関係による伝変

肝と心の関係を例にとると、肝は心を生じる母臓であり、心は肝から生まれる子臓であるので、このような伝変は「母の病が子に及ぶ」といわれている。これとは逆に、心の病が肝に影響することがあるが、これは「子の病が母を犯す」、などといわれている。

2、相克関係による伝変

肝と脾の関係を例にとると、肝が脾を克するのは正常な相克関係であるが、肝に病変がおこると脾に影響することがある。これは「木が土に乗じる」関係といわれている。反対に脾の病が肝に影響することもあり、これは「土が木を侮る」といわれている。さらに脾が極度に虚弱なために肝に乗じられるものを「土が虚し木に乗じられる」といい、肝が極度に虚しているために脾に侮られるものを「木が虚し土に侮られる」という。

この二種類の伝変を比較すると、相生関係により伝変した場合、「母の病が子に及ぶ」は軽症であるが、「子の病が母を犯す」は重症となることが多い。また相克関係により伝変した場合、相乗によるものは重症であり、相侮によるものは軽症であることが多い。

3、診断と治療への運用

診断を行うときには、望（ぼう）・聞（ぶん）・問（もん）・切（せつ）という四診（ししん）により得られた情報を通じ、当該の臓が帰属する五行と、その相生相克（そうせいそうこく）・相乗相侮（そうじょうそうぶ）の変化法則にもとづいて病状を推察することができる。

例えば白目（結膜）に青色が現れているものは、肝木の病変であることが多く、赤色のものは心火の病変であることが多いなどである。臨床上、脾虚の動物の白目（結膜）が青みがかっている場合は、「土が虚し木に乗じる」の病変と診断することができる。

ところで、治療にあたっては、病んでいる臓腑を適時に治療するだけでなく、さらに五行学説の原理にもとづいて各臓腑間の相互関係を調整し、疾病の伝変を予測し、疾病の伝変を予防あるいは制御することが大切である。例えば肝病は脾に及ぼす（土を乗じる）、肺にも及ぼす（金を侮る）という状況が現れることがある。そのような場合には、脾や肺の機能の調整に注意をはらい、肝の乗侮（じょうぶ）を防止する必要がある。

五行の生克・制化により五臓の相互関係を検討する場合も、五臓陰陽の協調した平衡関係を注視することである。したがって臓腑の生理機能・病理変化を診る場合は、陰陽と五行学説を総合的に運用することが求められる。

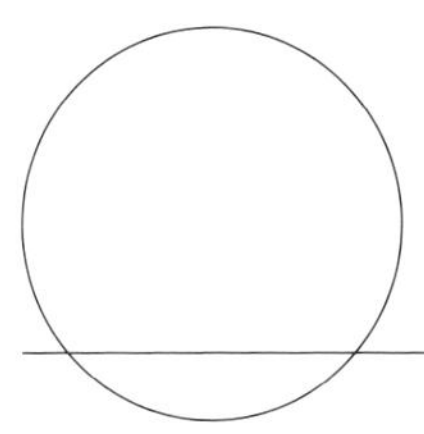

第３章　蔵象学説

第１節　蔵象概説

一．蔵象と蔵象学説とは

蔵とは体内におさまっている臓腑のことであり、象とは外に現れる生理病理現象のことである。

蔵象学説とは、ペットの生理、病理現象の観察を通じて、各臓腑の生理機能や病理変化さらにその相互関係を明らかにすることをいう。臓腑を臓、腑、奇恒の腑の三つに分類することができる。

臓は五臓—心・肺・脾・肝・腎。

腑は六腑—胆・胃・小腸・大腸・膀胱・三焦。

奇恒の腑—脳・髄・骨・脈・胆・胞宮。

- 蔵象学説は解剖学的観点ではなく、ペット中医学上の生理・病理の視点に立つ。
- 「蔵」：体内の臓腑；「象」：体外に反映される生理・病理の現象。
- 蔵象学説：ペットの生理現象、病理症状を通じ、各臓腑の生理機能や病理変化を説明する理論。
- 臓腑の陰陽分類：臓は陰、腑は陽。
- 臓と腑の表裏関係：一つの臓と一つの腑は表裏となり、互いに密接な関連性をもつ。例えば、肝は裏、胆は表。
- 臓と臓の協力関係：一つの臓の生理機能が正常に発揮されるには他の臓の協力を必要である。
- 臓腑と体表の組織、器官の関係：五臓の開竅（体表にある器官）とのつながり。例えば、竅は孔のこと。肺は鼻の孔を、腎は耳の孔を通じて外界とつながっている。
- 臓腑と精神活動の密接な関係：五志の所属があり、精神活動も臓腑と関連している。例えば、怒（肝木）・喜・（心火）・思（脾土）・憂（肺金）・恐（腎水）の各臓が支配している。「怒りすぎると肝を傷つける」などという。

二．蔵象学説の特徴

(一) 五臓を中心とする統一観

1、臓腑陰陽論——臓は陰、腑は陽である（一つの陰と一つの陽は表裏になり、臓と腑は統一体になる。互いに密接な関連がある)。

2、臓と臓の関係——臓の生理機能を発揮するには他の臓の協力が必要である。

3、臓と腑の間に相互協力、相互制約。

4、臓腑と体表の組織、器官の間に密接な関係がある——五臓の開竅（外在的影響が目立つ場所)。

5、臓腑と精神活動の関係——人間と共存している環境にはストレスが内臓に大きく影響している。

(二) 臓腑の生理的な特徴

臓・腑・奇恒の腑はそれぞれの生理的特徴をもつ。

1、五臓に共通する生理的特徴—精気の化生（代謝）と貯蔵。

2、六腑に共通する生理的特徴—水穀の受け入れと吸収、輸送、排泄。

3、奇恒の腑—奇恒の腑の形態および生理機能は、六腑とは異なる。奇恒の腑は水穀と直接に接触することはなく、密閉した組織器官である。また精気を蔵するという臓の作用に似た機能ももっている。こうした生理的な特徴により、六腑とは区別されて奇恒の腑といわれている。

五臓（心・肺・脾・肝．腎)
共通生理特徴
精気の化生と貯蔵；
“五臓者、蔵精気而不瀉、満而不能実”
（五臓は精気を蓄えて漏らさない。だから、精気は充満するが、腑のように消化物で中身が詰まるという働きはない。）

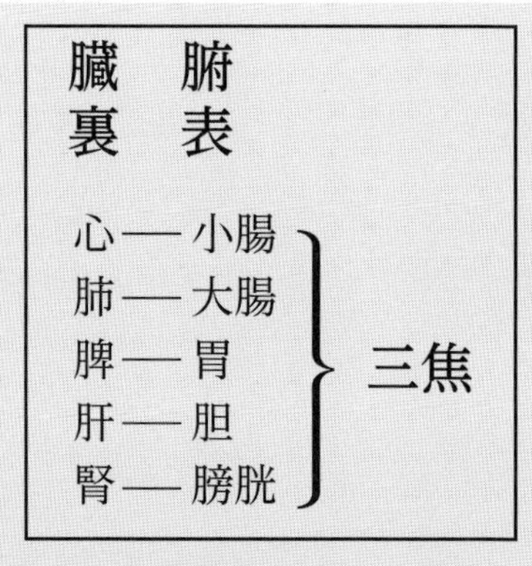

六腑（小腸・大腸・胃・胆・膀胱・三焦)
共通生理特徴
飲食の受け入れと輸送；
“六腑者、伝化物而不蔵、実而不能満”
（六腑は物を伝え変化させるが貯えない。だから消化物で中身が一杯になるが臓のように精気が満ちるという働きはない。）

奇恒の腑（脳・髄・骨・脈・胆・胞宮)
奇恒の腑は水穀と直接触れることはなく、密閉した組織器官である
また精気を蔵するという臓の作用に類似した機能ももつ

臓腑表裏関係

(三) 蔵象学説は解剖概念ではなく、生理病理概念である

心、肺、脾、肝、腎などの臓腑の名称は、現代解剖学の臓器の名称と同じであるが、生理、病理上の内容は、必ずしも同じではない。より重要なのはペット中医学による蔵象学説の臓腑の生理学、病理学によるものである。例えば、肝の名称は現代解剖学の肝臓と同じであるが、生理、作用は、疏泄を主る。筋を主り、目に開竅するなど、ペット中医学説によるものである。

（四）各臓腑の主な生理

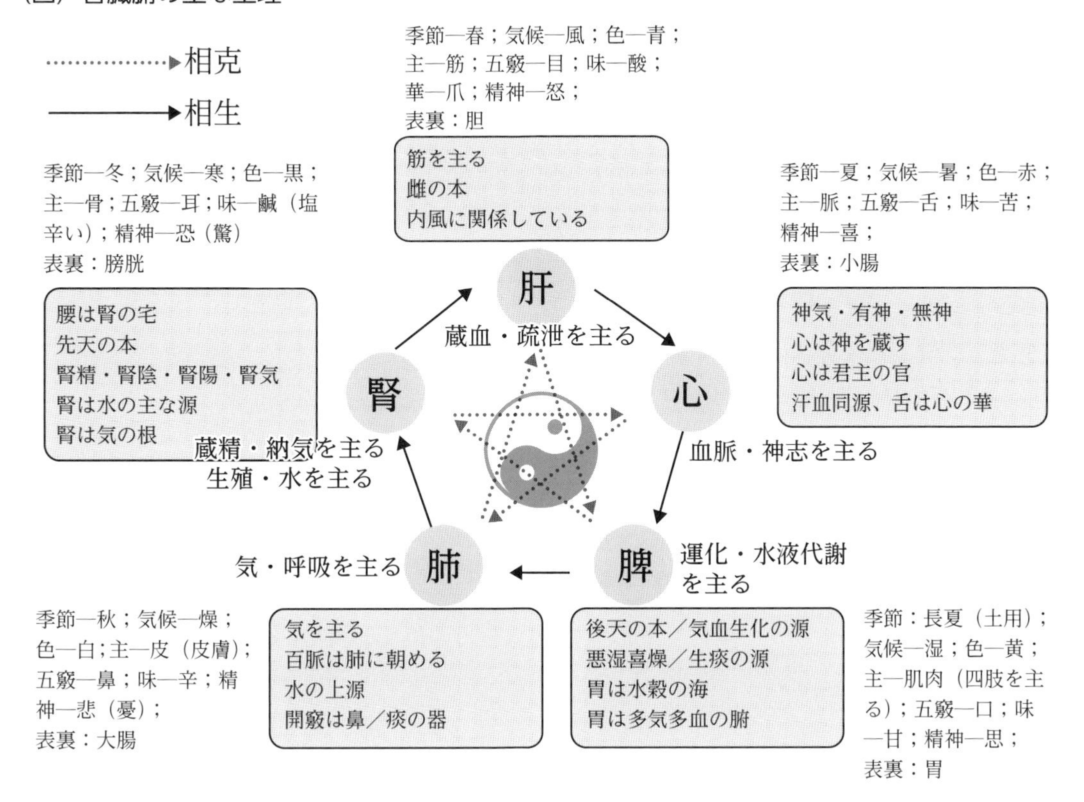

第2節　臓腑の生理と病理

一．心と小腸

（一）心の生理機能と病理変化

心の主な生理機能	五行との関係
血脈を主る 神志（神明）を主る	五季：盛夏 五気：暑 五色：赤 五主：脈 五竅：舌 五味：苦 五液：汗 五志：喜 表裏：小腸
キーワード	
神気・有神（ゆうしん）・無神（むしん） 心は神を蔵す 心は君主の官 汗血同源 舌は心の苗	

1、血脈を主る、華は舌にある

血脈は、血が運行する通路である。「心は血脈を主る（つかさどる）」とは、血を推動して脈中に運行させ、体各部を滋養するという心の機能を説明したものである。

血脈を主るという心の機能は、心気の作用により行われている。

心：主導作用；脈：通路作用；血：営養作用

ペット中医学では「華は顔にある」といっている。華とは色彩、光沢のことであるが、ペットの場合は、顔は皮毛に覆われ、色がわからないので、舌の色の変化から心の生理機能を類推することが多い。舌には血脈が集中しており、心気が旺盛であれば、血脈が充足するため、舌の色はピンク色であるが、逆に、心気が不足または血虚の場合は舌色が白となる。また血瘀（血の巡りが悪い）の場合には、舌色は青紫色になることが多い。心熱がある場合は、舌色は紅となる。

付：a、心気（しんき）と心陽（しんよう）の関係

生理：機能活動のことを指す。これには狭義と広義がある。

心気—心の機能活動だけを指す。（狭義）

心陽—心の機能以外に全身の機能活動に対する影響も含める。（広義）

病理：心の機能活動の異常を指す。

心気—心の機能活動の低下：不整脈、息切れ、咳、舌色淡、脈虚。

心陽—心の機能活動の低下以外に全身機能活動の低下も含めて（特に腎の機能活動の低下の虚寒証がある）：上記症状以外に冷え、哮喘（こうぜん）（ゼーゼーする）、舌色と歯肉が青紫色。脈結代。

b、心血（しんけつ）と心陰（しんいん）の関係

生理：心の機能活動の物質的基礎を指す。

心血—心および脈の中に流動している血液のこと。

心陰—心血以外に、全身の陰液に対する影響も含めている。

病理：心の機能活動の物質基礎の不足。虚証のことを指す。また、血の流れが滞ることを指す。

心血虚—心血不足の虚証：不眠、夢が多い、舌と唇の色が蒼白、舌淡、脈細弱。

心陰虚—上記症状以外に、全身の陰液不足（いんえきふそく）で現れる症状もある（特に腎陰不足の虚熱表現）：微熱、ほてり、口乾く、舌紅少津、脈細数。

瘀血（おけつ）—チアノーゼ、不整脈、舌が青紫色、脈渋。

2、神志（しんし）を主る

「心は神志を主る」といわれているが、また「心は神を蔵す」ともいわれる。これは心に精神・意識・思惟活動をコントロールする機能があることを説明したものである。

広義の「神」とは、ペットの生命活動の外的な現れを指している。例えば、眼力、飼い主の呼びかけに対する応答、体の動きの状態などである。また狭義の「神」とは、精神、意識を指している。

「心は神志を主る」という機能と、「心は血脈を主る」という機能を分けて考えることはできない。血は神志活動を担う基礎的物質であり、心に血脈を主るという機能があるからこそ、

心は神志を主ることができるのである。

また、「喜は心の志」とは、心の生理機能と精神情緒の「喜」との関係をいったものである。臓象学説では、喜・怒・憂・思・恐を五志といい、これらはそれぞれ特定の臓と関係が深い。五志は、外界の事物事象から受ける情緒の変化であるが、ペット中医学では情緒の変化は五臓の生理機能により生じると考えている。

3、舌に開竅する

舌は心の状態を反映するため、「心は舌に開竅する」といわれている。開竅とは内在の臓腑の働きを特定の外在の組織に反映する、窓口のような存在である。よって、外在の組織を通して内在の臓腑の機能を図ることができる。

舌には味覚の識別と発声という二つの機能があるが、これらの舌の機能は、心の「血脈を主る」機能と、「神志を主る」機能と関係がある。

一方、舌質の色彩、光沢からは気血の運行状態と、心の「血脈を主る」という生理機能の状況を知ることができる。

1）心の陽気不足 ………… 舌質淡白・胖・嫩。
2）心の陰血不足 ………… 舌質紅絳・痩。
3）心火上炎 …………… 心に熱が籠って舌質紅、あるいは口瘡ができる。
4）心血瘀阻 ………………… 心血の流れが悪くなり、舌質暗紫、あるいは瘀斑があり、舌下の静脈怒張が認められる。
5）神志を主る機能の異常…舌巻・舌強・舌の震えがみられる、異常に吠える、性格の変化など。

（附）心包絡

心包は心の外面を包んでいる膜であり、心を保護する作用がある。心は心包絡のなかにあるので『黄帝内経』では、これを「心の都」と称している。臓象学説では、心包絡は心の外囲にあたり、心を保護する作用があると考えている。したがって外邪が心に侵入する場合には、まず心包絡が病む。

4、心のメイン病理変化

- 心気虚――心の機能活動の低下：不整脈、息切れ、舌は白ないし舌淡、脈虚。
- 心陽虚――上記症状以外に冷え、舌と唇が青紫色（チアノーゼ）。脈結代。
- 心血虚――心血不足の虚証：不整脈、不眠、夢が多い、舌と唇の色が蒼白、舌淡、脈細弱。
- 心陰虚――心血虚の症状以外に、ほてり、口乾く、舌紅少津、脈細数。
- 心血瘀阻―舌の瘀斑、舌下静脈怒張動悸など。
- 心神不安―不眠、煩躁、認知症などの精神・意識の異常が認められる。

(二) 小腸の生理機能と病理変化

1、泌別清濁（栄養分を取り入れ、廃物を排泄する機能）

水穀は胃に入り、腐熟した飲食物は脾の運化により精微物質として吸収され、小腸へ送られさらに消化される。これを「受盛の器」という。また、小腸は受け入れる飲食物を水穀の精微（栄養分—清）と糟粕（廃物—濁）の二つに分けて、水穀精微の部分を脾の運化により吸収させ、濁の部分をさらに水液と飲食物の糟粕部分に分け、固体糟粕を大腸に送り、さらに有用な水液を吸収し、無用な水液を膀胱へと滲出していく。

したがって、小腸の清濁分別の機能は大、小便の変化と関連している。

小腸の主な病理変化は次のとおり。

- 小腸の虚寒：泄瀉、尿失禁。
- 小腸の湿熱：小便が少ない、色が黄色いあるいは赤い、臭い、大便不暢。
- 小腸気滞：小腸のヘルニア（鼠径ヘルニア）。

2、心は小腸と表裏関係

生理病理上、小腸は心とは密接な関連性がある。経絡が相互に絡属している。心は裏で、小腸は表である。生理上、心陽は小腸を温めて清濁分別（栄養分を吸収し廃物を排泄する）の機能を正常に維持している。病理上、心火が小腸に及べば、小腸の熱が生じ、逆に、小腸の湿熱から心火亢盛（心経に熱が籠っていること）をおこすこともある。

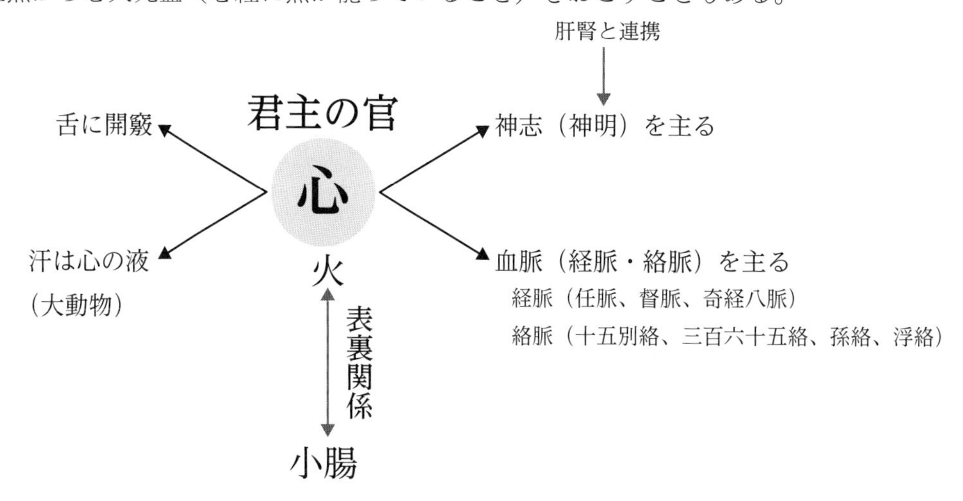

二．肺と大腸

(一) 肺の生理と病理

肺の主な生理機能	五行との関係
肺は気を主る：気の生成と輸送 呼吸を主る(宗気によって支えられる) 肺は宣発・粛降を主る 通調水道—汗、尿	五季：秋は肺を養う季節 五気：燥は肺を傷つける 五色：白は肺の色 五主：皮膚を主る 五竅：開竅は鼻；嗅覚、発声 五味：辛みは肺に入る 五液：涕（鼻水）は肺の液 五志：悲（憂）は肺の志 表裏：大腸と表裏関係
キーワード	
気の昇降出入を調節する 百脈は肺に朝め、血の循環を助ける 治節を主る：呼吸、全身の気の流れ 水の上源 痰の器	

肺の特徴—肺は嬌臓（デリケートな臓）であり、外界からの刺激に耐える力が弱い。
病邪に耐える力が弱い。
薬物に対する力が弱い。

１、気を主り、呼吸を主る

肺は呼吸を主る作用があり、全身の気を調整する機能をもつ。したがって、動物の臓腑組織の栄養代謝機能をもっている。

１）肺は呼吸の気を主る

自然界の清気を吸入し、体内の濁気を排泄する気体交換の機能は肺が備えている。なお、呼吸の気を主る機能は“宗気”によってコントロールされている。

“宗気”—肺から吸入される清気と、脾胃が運化する水穀の精微とが結合することによって生成され、胸中に存在する。宗気は心肺の機能に大きな影響を与える。

つまり、肺が呼吸の気を主るということは胸中に存在する宗気の推動によって行われる。

２）肺は全身の気を主る

この言葉には二つの意味がある。

①肺は気の生成と密接な関連がある。

②肺は昇降出入の気機の調節に重要な作用をもつ。

気の生成について、特に宗気の生成では肺は重要な作用を発揮している。また、肺の呼吸機能により全身の気の昇降出入に対して調整を行っている。「肺は呼吸の気を主っている」とされているが、これは肺が体内外の気体交換を行う場所であり、肺の呼吸を通じて、自然界の清気を吸入し、体内の濁気を排出しているからである。これにより気の生成は促進され、気の昇降出入は調節されて生体の正常な新陳代謝が行われる。この機能は肺の宣発と粛降の機能と共同して行っている。

2、宣発と粛降を主る

「宣発」とは、広く発散し、行きわたらせることである。また「粛降」には、清粛・清潔・下降の意味があり、肺気が下に通降し、呼吸道の清潔を保持する作用のことをいう。

1）宣発作用

①肺の宣発作用を通して、体内の濁気を排出する。

②脾により転輸される津液と水穀の精微を全身に散布（輸送）し、皮毛に行き渡らせる。

③衛気を宣発し、腠理（皮膚の下、筋膜の外の部位、または皮膚・筋肉・臓腑の紋理ならびに間隙を覆っている膜状部位、外邪の侵入に抵抗する機能など）の開閉により発汗を調節する。特に大動物。

2）粛降作用

①自然界の清気を吸入する。

②肺は臓器のなかでは最も高い部位にあり、華蓋の臓（臓腑の上に華蓋のような存在）といわれている。肺には自らが吸入した清気と、脾から肺に転輸された津液と水穀の精微を下に輸送する作用がある。

③異物をとりのぞき、肺の清潔な状態を保持する。

3）肺の宣発と粛降

宣発と粛降の機能は生理的には、相互に依存しあっており、また相互に制御しあっている。病理的状況下でも、これらは相互に影響しあう。この二つの機能が失調すると、「肺気失宣」（肺の宣発機能が乱れること）や「肺失粛降」（肺の粛降機能が乱れる）という病変がおこり、喘息や咳嗽などの症状を伴う肺気失調の証が現れる。

3、通調水道の作用

通とは疏通のことでよく通すという意味。調とは調節のことである。また水道とは、水液を運行、排泄する通路である。肺の宣発、粛降機能は、協調して体内における水液の輸送、排泄を疏通、調節している。

1）脾が運化する水液

肺気の宣発機能により全身に輸送される。

2）不要な水液

肺の粛降機能により膀胱に輸送され、腎と膀胱の気化作用により尿となり体外に排泄される。

このように肺は水液代謝の調節にも関わっているので「肺は水の上源」、「肺は水のめぐりを主る」などといわれている。

4、百脈を朝ず、治節を主る

「朝」には、集まる、集合という意味がある。全身の経脈は肺に集まる。そのため、肺は「百脈を朝ず」と呼ぶ。

治節とは、管理、調節の意味があり、この肺の治節作用には、次の四つがある。

１）呼吸を調節

肺は呼吸を主っており、これにより規則正しい呼気と吸気が行われる。清気を吸入し濁気を吐きだす。

２）気の昇降出入を調節

肺の呼吸により、全身の気機（気の巡りのメカニズム）が管理、調節されている。

３）血の運行を推動、調節

肺は気の昇降出入を調節しているが、これにより心を助けて血の運行を推動、調節している。

４）肺の宣発、粛降機能

津液の輸布、運行と排泄を管理、調節している。

５、肺と五行の関係

１）憂は肺の志

五志はそれぞれ五臓と関係があるが、「憂は肺の志」といわれている。また悲は憂と異なる情志（感情）であるが、ペットの生理活動に与える影響は似ている。したがって憂と悲は、ともに肺の志とされている。憂愁と悲傷は、ともに体に悪い刺激をあたえる情緒であり、これにより体の気はしだいに消耗される。

２）涕は肺の液

涕には鼻竅を潤す作用がある。正常な場合鼻汁は鼻竅を潤し、外には流れない。肺寒の場合には水様の鼻汁が流れ、肺熱の場合には粘稠で黄色い鼻汁が流れる。また肺燥の場合には鼻が乾く症状を呈する。

３）体は皮に合し、その華は毛にある

皮毛は「一身の表」であり、衛気（脈外を巡る気で、皮膚、体表近くで流れ、肌膚を温め、肌膚の収縮と弛緩し、体を防衛する役割など）と津液により温養され潤されており、外邪侵入を防ぐ作用をもっている。肺は気を主り、衛気を宣発し精を皮毛に輸送する生理機能をもっている。

肺の生理機能が正常であれば、皮膚と毛並みはしっかりして光沢があり、外邪の侵入に対しても抵抗力がある。しかし肺気虚であれば衛気の宣発と精微の輸送機能が弱くなり、衛表不固（外邪を防御する能力が低下する）となり、外邪の侵入を受けやすく、外邪を患いやすくなったり、皮膚が荒れてカサカサになったりしやすい。

また肺は皮毛に合しているので、皮毛が外邪の影響を受けると、腠理が閉じて衛気が滞るだけでなく、さらに肺にも影響して肺気不宣となり喘息、咳嗽になりやすい。

4）鼻に開竅する

肺は鼻に開竅している。鼻と喉は互いに通じており、肺に連絡している。また鼻と喉は、呼吸の門戸といわれている。嗅覚や喉による発声は、肺気の作用によるものである、したがって肺気が調和していると、呼吸、嗅覚、発声はともに正常に行われる。肺は鼻に開竅しており喉に通じているため、外邪が肺に侵入する場合は、鼻や喉から侵入することが多い。したがって肺の病変には、鼻づまり、鼻汁、くしゃみ、失音など鼻や喉の証候が現れやすい。

(二）大腸の生理と病理

1、糟粕の転化を主る

大腸の主要な機能は小腸の清濁分別の後を受けて、残った水穀の糟粕の中から余分な水分を再吸収し、大便を形成する。大腸の転化作用は、胃の降濁作用の影響を受けるが、肺の粛降作用とも関係しており、肺の働きが加わることによって、大腸の転化も円滑になる。

病変としては主に大便の異常である。

1）便秘

大腸燥熱、津液消耗（大腸に熱が籠って、津液が消耗される）―瀉熱通便（熱を取り、便秘を解消する）。

久病血虚（持病で血虚になる）、大腸を潤すことができない―養血通便（補血し便通をよくする）。

高齢気虚、転化失調（気虚により腸の輸送機能が低下）―補気通便（補気して便通を改善する）。

2）下痢

大腸虚寒（大腸が冷やされ、機能低下）―温腸固渋（大腸を温め、下痢を止める。固は固める、渋は収れん、止める）。

湿熱血熱（大腸に湿熱と血熱の邪気がある）―涼血止血、止瀉（血熱を取り、出血を止める、下痢止め）。

2、肺は大腸と表裏になる

肺と大腸は、経絡を通じて互いに連絡しあい表裏関係を構成している。肺気の粛降作用の助けによって大腸の腑気は正常に通調して、スムーズに排便が行える。また、大腸の伝導作用の助けにより肺気の粛降も順調に行われる。

したがって、肺の粛降作用が失調して、津液が十分に下焦まで到達しなくなると、大腸は潤いを失って排便困難となる。また、大腸に実熱があり、そのために腑気の通調作用が悪くなって、肺気の粛降作用に影響すると、咳喘など症状が現れる。

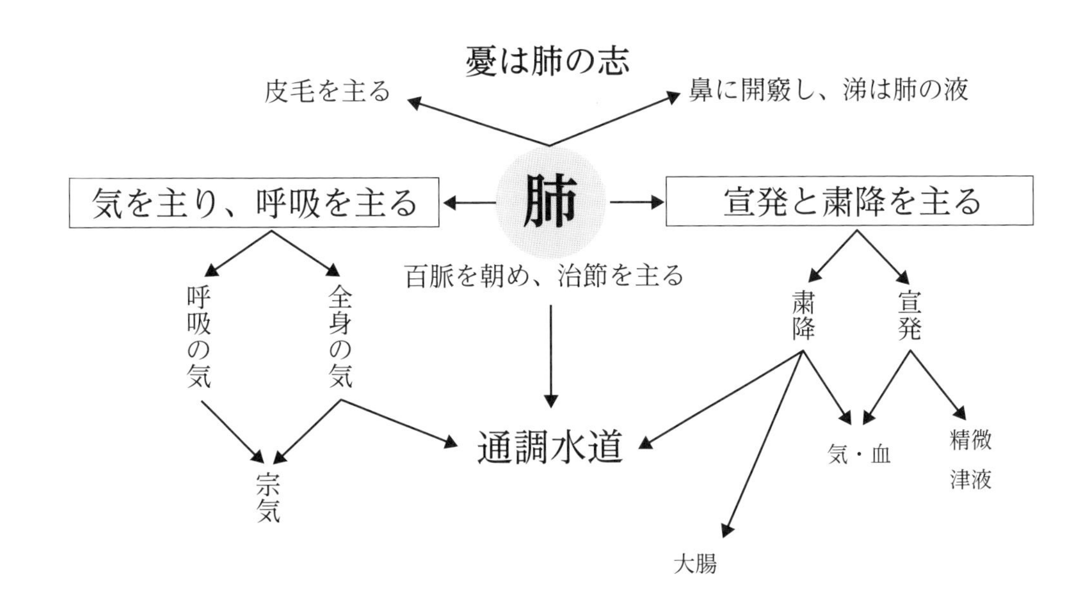

三．脾と胃

脾胃は後天の本。

(一) 脾の生理と病理

脾の主な生理機能	五行との関係
運化を主る：消化・吸収 昇清を主る：栄養を輸送 統血を主る：脈管の健全性を保つ	五季：長夏（土用） 五気：湿は脾を傷つける 五色：黄色は脾胃の色 五主：肌肉と四肢を主る 五竅：開竅は口にある 五味：甘味は脾に入る 五液：涎は脾の液 五志：思は脾の志 表裏：胃と表裏関係
キーワード	
後天の本 水穀の運化 水液の運化 気血生化の源 悪湿喜燥 生痰の源 胃は水穀の海	

1、運化（うんか）を主る

運は輸送、化は消化のことである。運化（うんか）とは水穀（飲食物）を精微と化し、全身に輸布する生理機能のことである。この機能により全身の臓腑、組織を養う、正常な機能活動を維持する。

脾の運化機能は、水穀の運化と水液の運化の二つからなる。

1）水穀の運化

水穀（飲食物）の運化とは、飲食物の消化・吸収作用のことである。飲食物の消化吸収は胃と小腸との共同作業によって行われる。しかし胃と小腸による消化吸収は、脾の運化機能に依存しており、これにより飲食物を水穀の精微に変化させることができる。また脾の輸布の機能により、水穀の精微は全身に送られる。

脾の運化機能が正常であれば、臓腑・経絡・四肢に必要な栄養が届き、正常な生理活動を営むことができる。しかし脾の運化機能が失調し、脾失健運（脾胃の運化機能が弱くなる）になると、便溏（大便が稀薄になること）、食欲不振となり、また倦怠感、消痩（やせやつれる）や気血生化不足などの病変がおこる。これらのことから「脾胃は後天（生まれてから）の本、気血を化生する源」といわれている。

2）水液の運化

水液の運化とは、水液の吸収・輸布の作用を指している。これは脾の運化作用の一つであり、水湿の運化ともいわれている。吸収された水穀の精微に含まれる余った水分はこの作用により肺と腎へ送られ、肺と腎の気化作用により津液が吸収され、濁液が尿となり体外に排泄される。すなわち、この働きが正常であれば、水液は体内に異常に停滞することはなく、湿、痰、飲（正常な津液の巡りが停滞や濃縮などによって、生体機能を阻害し、「湿（湿邪）」や「痰飲」となる）などの病理産物も生じない。しかし脾の水液運化の機能が失調すると、水液が体内に停滞し、湿・痰・飲などの病理産物が生じ、また浮腫みとなることもある。これは脾虚湿滞という証であり、このために「脾は生痰の源（脾胃の失調によって津液の代謝異常が発生し、痰湿となる）」ともいわれている。またこれは脾虚による浮腫の発生機序でもある。

2、昇清を主る

昇とは脾気が上昇する性質をもつことをいい、清とは水穀の精微などの栄養物質のことである。すなわち昇清とは水穀の精微、栄養物質を吸収し、心・肺へ上らせ、心肺で気血を化生し、栄養を全身に送ることをいう。このことから「脾は昇をもって健とする」といわれている。昇と降は、臓腑の気機の相対立する運動である。脾の昇清は胃の降濁（下へ輸送）と対をなしている。臓腑間の昇降相因は、内臓が安定した平衡状態にあるための大切な要素である。脾の昇清機能が正常であれば水穀の精微などの栄養物質が正常に吸収・輸布される。

脾気の昇清が失調すると、水穀は正常に運化されず、気血生化の源が不足するので、疲れ・脱力感・腹の脹り・下痢などの症状がおこりやすくなる。

脾気（中気）が昇発せずに下陥（下へ下がりすぎること）すると、気管虚脱、久泄・脱肛がおこり、甚だしい場合は内臓下垂がおこる。

3、統血を主る

統血とは血が脈中を循行するように導き、血が脈外に溢れでるのを防ぐ脾の機能のことを指している。

脾の統血作用は、脾気の血に対する固摂（こせつ）作用（体内の基本物質を正常に巡らせ、定位置に保ち、漏れ出さないようにコントロールする作用）によるものである。脾気が旺盛であれば、気の血に対する固摂作用（こせつさよう）も健全であり、血が脈外へ溢れることはない。これに反し、脾の統血機能が減退すると、気の固摂作用が衰えて出血がおこるようになる。血便・血尿・崩漏（不正性器出血）などの多くは脾の統血作用の失調のためにおこるので、これを脾不統血（ひふとうけつ）という。

4、体は肌肉に合し四肢を主る

脾胃は気血生化の源である。全身の肌肉は脾胃で運化された水穀の精微により滋養され豊満・壮健となる。すなわち体の肌肉が壮健であるか否かは、脾胃の運化機能と関係があり、それに障害があると肌肉が痩せ、軟弱で無力となり、萎縮することもある。

四肢はまた「四末」ともいわれている。四肢も脾胃の運化によって得られた水穀の精微の栄養を必要としており、それによって正常な生理活動を維持している。脾気が旺盛であれば、四肢には充分に栄養が供給され、運動も正常に行える。しかし脾の運化機能が失調すると、四肢の栄養が不足し、倦怠感、無力感が生じ、四肢筋肉の萎縮を引きおこすようになる。

5、口に開竅し、その華は唇にある

「脾は口に開竅する」とは、味覚と脾の密接な関係をいったものである。食欲と味覚は脾胃の運化機能を反映できる。また、脾の昇清と胃の降濁とも関係がある。脾胃の運化が正常であれば、味覚は正常で食欲は増進する。しかし脾が正常な運化ができなくなると、口がネバネバするなど味覚の異常が現れ、これらは食欲に影響する。

口唇粘膜の色や光沢は、全身の気血の充実度と関係がある。脾は気血を生化する源であり、口唇粘膜の色沢が赤く潤っているかどうかにより全身の状況がわかる。また口唇粘膜は脾胃の運化機能の状態も反映している。

6、思は脾の志

思とは思考・思慮のことであり、精神・意識の一つである。

「思は脾の志」とされ、思惟活動も脾胃の働きに影響を与えている。精神活動が正常な場合には、生理活動に対し悪い影響を与えないが、過剰なストレスを動物にかけると生理活動に影響をおよぼすことが多くなる。最も影響を受けやすいのが気の運動であり、気滞（きたい）と気結（きけつ）（気の巡りが悪くなること）を引きおこしやすい。

気滞と気結があれば、脾の昇清がうまく行えず、食欲不振、或は逆に過食などの症状が現れやすくなる。

7、涎は脾の液

涎とは唾液中のさらさらした液のことである。これには口腔粘膜を保護し、口腔を潤す作用がある。食事をとると涎の分泌が増え、嚥下と消化を助ける。しかし脾胃不和（脾胃の働きの失調）になると、涎液の分泌が急激に増え、過剰な唾液が口から溢れでるようになる。このことから「涎は脾の液」といわれている。

（二）胃の生理と病理

1、水穀の受納・腐熟を主る

飲食物は口から食道を経て、胃に受納される。胃が「水穀の海」と称されるのはこのためである。受納された水穀はここで腐熟・消化され、その後、下に位置する小腸へと伝えられていく。このとき消化によって得られた水穀の精微は、脾の運化作用によって全身に供給される。

脾胃の消化機能を要約して「胃気」と称し、また消化作用で得られた水穀の精微が全身を滋養していることから、脾胃を「後天の本」（後天とは出産後の生体の諸状況であり、生まれてからの営養、成長は脾胃の働きに依存するほど、重要な元である）ともいう。ペット中医学の重要な治療原則の一つに「胃気の保護」があげられるのも、こうした脾胃の生理機能の重要性によるためである。

2、胃は通降を主る、降をもって和とする

「水穀の海」である胃は、飲食物を受納し腐熟した後、これを小腸に移すと同時に消化・吸収させる働きをもっている。このことから「胃は通降を主る」という。胃の通降作用には、小腸で分別（清と濁を区別すること）された飲食物中の濁を、さらに大腸に伝導するという降濁の作用も含まれている。降濁することによって、胃は新たな飲食物を受納できるのである。胃は自身がもっている通降作用によって自らの生理機能を調和させているのであり、このことから「胃は降をもって調和とする」といわれている。

胃の通降作用が失調すると、食欲に影響がでたり、濁った気が上昇して口臭が現れたり、腹の脹満や疼痛・便秘といった症状が現れる。これに加えて胃気上逆（本来、胃の気は下降すべきが、逆に上へ昇ってくる）の状態になると、酸腐したゲップが出たり、悪心・嘔吐・しゃっくりなどの症状が現れる。

・脾胃の比較

	陰　陽	臓　腑	主　従	昇　降	燥　湿	虚　実
脾	陰	臓	主	昇	悪湿喜燥	虚証が多い
胃	陽	腑	従	降	悪燥喜潤	実証が多い

脾胃は後天の本

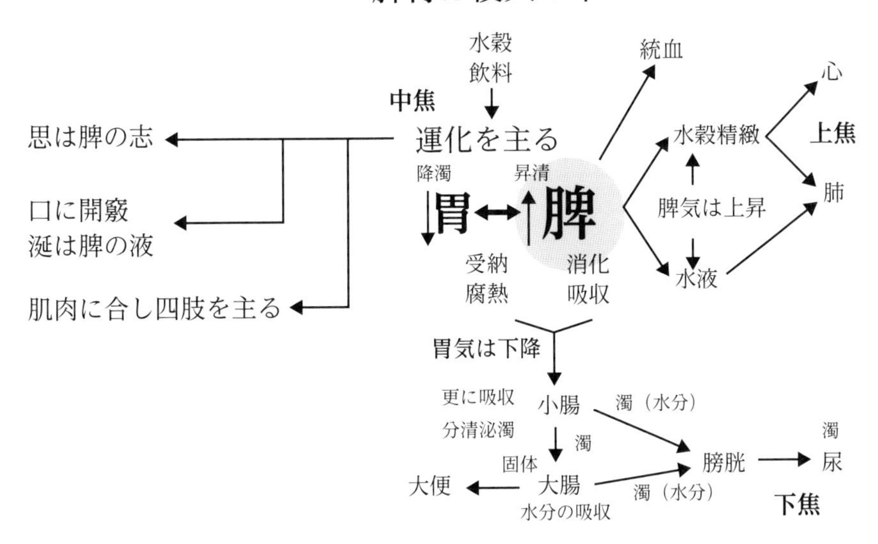

四. 肝と胆

肝は血を貯蔵する；疏泄を主る；体は蔵血であるため陰となるが、その“用（働き)”は疏泄であるため陽となる。

<table>
<tr><th>肝の主な生理機能</th><th>五行との関係</th></tr>
<tr><td>疏泄を主る（気の巡りを調節）
血を蔵す（血量を調節）</td><td rowspan="3">五季：春は肝を養う季節
五気：風は肝に属す
五色：青色は肝の色
五主：筋を主る
五竅：開竅は目にある
五味：酸味は肝に入る
五液：涙は肝の液
五志：怒は肝の志；「怒は肝を傷つける」
表裏：胆と表裏関係</td></tr>
<tr><th>キーワード</th></tr>
<tr><td>気機（昇降出入）の調節
筋を主る
雌の本
内風に関係している
体陰用陽
脾胃の運化機能の促進
胆汁の分泌、排泄調節
情志の調節</td></tr>
</table>

(一) 肝の生理機能と病理変化

1、疏泄（そせつ）を主る

疏とは疏通、泄とは発散・昇発のことである。肝の疏泄機能は肝が昇を主り、主動性をもっているという生理的特徴を反映している。これには次の四つがある。

1）気機（きき）の調節

気機とは体の気の巡るメカニズムで、昇・降・出・入の方向性を呈す運動のことであり、臓腑・経絡・器官などの活動はすべて気の昇降出入の運動によるものである。また気の昇降出入は肝の疏泄（そせつ）・条達（じょうたつ）（気の巡りは順調し四方に伸び通じていくようになること）をよりどころとしているので、肝は気の昇降出入に対し調節作用をもっている。肝の疏泄機能が正常であれば気機はスムーズに働き、気血は調和し、経絡は通利し、臓腑・器官も正常に作用する。

肝の疏泄機能に異常が生じると、次のような病理的変化が現れる。

一つは、気機の流れが悪くなると気機鬱滞（気機の巡りが滞っている）という病理的変化が現れる。この場合は肝経の循行部位に脹りなどが現れる。

二つめとしては肝の昇発が盛んになり過ぎて、気機が逆乱失調すると肝気の上逆（肝の気機が上昇しすぎる状態）という病理的変化が現れる。「気めぐれば血めぐる」といわれるように、気が昇りすぎると血も気とともに上逆し、吐血・喀血などの症状が現れる。

血の運行と津液の輸送・代謝もまた気機によるものである。肝気が鬱滞すると血行も障害を受けやすい。血行障害により瘀血を生じると、腫瘤などを形成する。雌では性器の不正出血などが現れやすい。肝の条達機能の失調や肝気鬱滞は、また津液の輸送にも影響をあたえ、痰飲などの病理産物を形成し易い。

２）脾胃の運化機能

脾は昇清を主り、胃は降濁を主っている。脾胃の昇降が正常であれば、飲食物を順調に吸収し輸送することができる。そして脾胃の昇降と肝の疏泄機能とは、密接な関係がある。肝気の疏泄機能は、脾胃が正常な昇降運動を行うための重要な条件となっている。肝の疏泄機能が失調すると、脾の昇清機能だけでなく、胃の降濁機能にも影響が及ぶ。前者を「肝気犯脾」、後者を「肝気犯胃」といい、これを総称して「木鬱克土」（肝の疏泄機能が乱れ、脾胃の働きを邪魔すること）という。同病には嘔逆・ゲップ・腹部膨張感、下痢などの脾胃昇降機能の失調による症状が現れる。

３）胆汁の分泌、排泄調節

胆は肝と連絡しており、胆汁は肝の余気が集って生成される。そのため、肝の疏泄機能は直接胆汁の分泌と排泄に影響する。肝の疏泄が正常であれば、胆汁も正常に分泌・排泄され、脾胃の運化機能を助ける。しかし肝気が鬱すると胆汁の分泌と排泄に悪影響を及ぼし、消化不良、甚だしいときには黄疸などの症状が現れる。

４）情志の調節

ペット中医学では動物の精神活動はすべて心と関係があると考えているが、また肝の疏泄とも密接な関係があるとしている。肝の疏泄機能が正常であれば、気機は正常に活動し、気血は調和し気持ちも明るくなる。しかし肝の疏泄機能か失調すると、情志に変化が現れやすくなる。この変化は抑鬱と興奮の二つに分けられる。肝気が鬱滞すると抑鬱状態になりやすく、わずかな刺激を受けただけでも、強い抑鬱状態に陥りやすい。また肝気が興奮しすぎると、イライラしやすくなり、わずかな刺激でも怒りやすくなる。これらは肝の疏泄機能が情志にあたえる影響である。また、外界からの刺激を受けておこる情志、とくに「怒」は肝の疏泄機能に影響を与えやすく、これにより肝気の昇泄過多という病理変化が生じることもある。

2、蔵血(ぞうけつ)を主る

「肝蔵血」とは血を貯蔵し､血量を調節する肝の生理機能を指している。唐代の王氷は「肝は血を蔵す、心はこれをめぐらす。動かせばすなわち血を緒経に運び、静かなればすなわち血は肝に帰す。肝は血海を主るゆえんなり」といっている。また肝の蔵血機能には各組識の血量を調節する作用がある。肝が血を貯蔵し血量を調節する作用をもつということは、体内の各部分の生理活動が、肝と密接に結びついていることを示している。

肝に病があると蔵血機能は失調し、血虚や出血がおこるだけでなく、身体のさまざまな部位に栄養不良による病変を引きおこす。例えば肝血不足になると、筋を滋養できなくなり、筋脈の拘急、肢体のしびれ、屈伸不利などが現れる。

肝の血量を調節する作用は、肝の疏泄機能の血液循環に対する働きの一つである。したがって肝の血量調節の機能は、蔵血と疏泄機能のバランスが保たれて初めて正常に行われるものである。昇泄過多や、蔵血機能の減退は、各種の出血を引きおこし、また疏泄失調、肝気鬱滞では瘀血を生じさせる。

3、肝は筋を主る

筋とは筋膜と靭帯のことであり、骨に付着し関節に集まっている。これは関節、筋肉をつなぐ組織の一つである。肝が筋を主るとは、主として筋膜が肝血の滋養を受けていることを指している。

肝の血が充足していれば筋が滋養され、筋は栄養を得てはじめて機敏に力強く運動できるようになる。肝の血が少なくなると、筋膜は栄養を失い、筋力不健・運動不利などになる。肝の陰血が不足して筋がその栄養を失うと、さらに手足が震える、肢体のしびれ、屈伸不利、甚だしい場合は瘈瘲(けいしょう)（痙攣など）などの症状が現れる。

爪は筋と同類であり、「爪は筋の余り」といわれている。したがって肝血の盛衰は爪にもまた影響を及ぼす。

肝血が充足していれば爪は強靭であり、紅潤で艶がある。肝血が不足すると爪は軟く薄くなり、枯れて色が淡く悪化すると変形し、もろく割れやすくなる。

4、目に開竅する

目は「精明」ともいう、肝の経脈は上って目に連絡している。そして視力は肝血の滋養に依存している。このことから、肝は目に開竅するといわれる。また五臓六腑の精気はすべて、目に上注するため、目と五臓六腑は内在的に連係している。後世の医家はこの理論にもとづいて、五輪学説（目には五臓六腑の精気が注がれるため、目と五臓六腑が内在的に連係し目からも臓腑の働きを推測できる理論）にまで発展させ、眼科の弁証論治に確かな基礎を築きあげた。

肝が目に開竅するということから、肝の機能が正常であるか否かは目に反映される。肝の陰血が不足すると両目が乾き、物がはっきり見えなくなるか、夜盲になる。肝系に風熱があると目が赤くなり、痒み、痛みなどがおこる。また肝火が上炎すれば目が赤くなり、目翳が発生する（翳とは角膜混濁のこと）が、肝陽上亢、肝風内動（肝陰が消耗して肝陽が過度に亢進したもので、痙攣・眩暈などが主症状となる）すれば斜視、旋回運動、てんかん、痙攣などの症状が現れる。

5、怒は肝の志

怒は一般的に生理活動に対して好ましくない刺激をあたえる感情であり、気血を上逆させ、陽気を過度に昇泄させる。

肝は疏泄を主っており、陽気の昇発は肝の働きによるものであることから、「怒は肝の志」とされている。激しく怒ると、肝の陽気の昇発が度をこすことになるので、「怒は肝を傷る」といわれている。また肝の陰血が不足すると、肝の陽気の昇泄が過剰となり、わずかな刺激を受けても怒りを覚えやすくなる。

6、涙は肝の液

「肝は目に開竅する」。涙は目から出て、目を潤し保護する働きをもっている。正常ならば涙の分泌は目が潤う程度であり、外には溢れでない。しかし異物が目の中に侵入したときは涙が大量に分泌し、眼を清潔にし異物を排除する。病理状態では、涙の分泌異常がみられる。肝の陰血が不足すると、両目が乾き、目が赤くなる。肝経の湿熱などでは目やにが増え、風にあたると涙が出るなどの症状が現れる。また極度の悲哀により、涙の分泌量が増える。

(二) 胆の生理機能と病理変化

1、胆汁の貯蔵と排泄

胆汁は肝で生成され、いったん胆に貯蔵された後、小腸に排泄され脾胃の消化作用を助けている。胆の胆汁排泄作用は、肝の疏泄作用によってコントロールされている。したがって肝の疏泄作用が正常に働いていると、胆汁の排泄はスムーズに行われ、脾胃の運化作用も順調に行われる。しかし、この疏泄作用に不調が生じると、胆汁の排泄も悪くなり、脾胃の運化作用にも影響する。その結果食欲減退・腹部が脹る・便溏などの症状が現れると同時に胆汁は上へ逆流する状態に陥り、黄緑色の消化液を吐き出す症状がみられる。また「胆汁外溢」状態では黄疸が出現する。

2、決断を主る

精神意識の活動は、肝胆の働きによるところが大きい。肝・胆は表裏関係をなし、「肝は将軍の官、謀慮を主る」「胆は決断を主る」（将軍の権力の如き、謀慮を図り、決断を下さる）といわれている。例えば、肝のはかりごとに対し、胆が決断を下すことによって、精神意識の活動は正常に営まれているのである。さらに胆の決断という働きは、他の臓腑の生理機能にも関与している。

例えば胆の気が旺盛なものは、五臓六腑の気がすべて旺盛であり、邪気に犯されにくく、感情も落ち着いている。しかし胆が気虚状態にある場合は、五臓六腑の気も虚しており、外的刺激により簡単に気血の運行が障害され、これが長期に及べば疾病が発生する。このように胆の気の充実度と疾病との間には相関関係がみられる。

3、奇恒の腑に属する

胆は胆汁の貯蔵と排泄を行っている。胆汁が直接飲食物の消化を助けているところから、胆は六腑の一つに数えられている。しかし、その反面、胆には飲食物の伝化という作用がなく、また「精や気血を蔵さない」という腑の性質に反して胆汁を蔵するので、胆は奇恒の腑とされている。

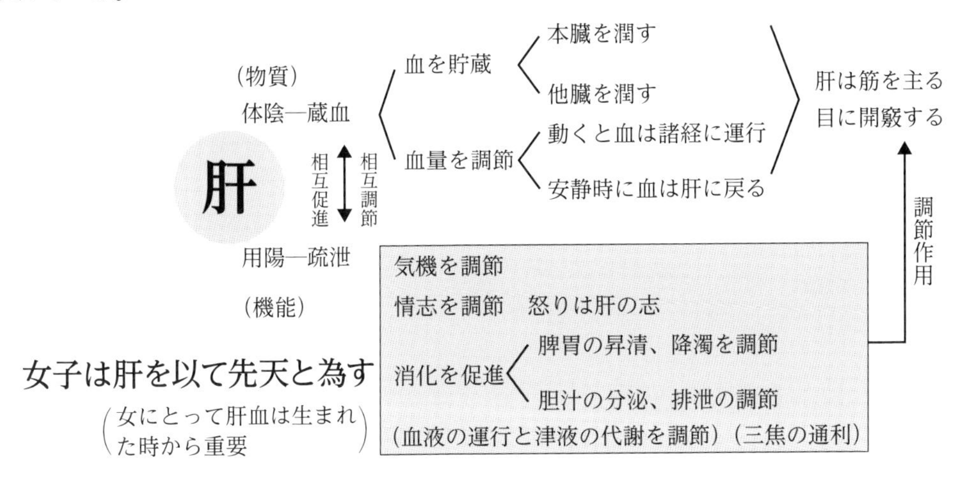

五．腎と膀胱

腎は先天の本である。

（一）腎の生理機能と病理変化

腎の主な生理機能	五行との関係
蔵精を主る（先天の精と後天の精） 生長・発育・生殖を主る 水を主る：体液の巡り、排泄 納気を主る	五季：冬は補腎の季節 五気：寒 五色：黒は腎の色 五主：骨を主る 五竅：開竅は耳と二陰 五味：鹹（塩辛い）味は腎に入る 五液：唾は腎の液 五志：恐（驚）は腎の志、腎を傷つける 表裏：膀胱と表裏関係
キーワード	
先天の本 腰は腎の宅 髄を生じる；脳髄を充実 腎は水の主な源 腎は気の根 腎は実証がなく、瀉法を使わない	

1、蔵精を主り、生長・発育・生殖を主る

1）蔵精を主る

精は精気ともいわれる。これは体を構成し、体の各種機能を支える基本物質である。蔵精とは、この精気を封蔵（貯蔵）する、腎の生理作用を指している。

精には先天の精と後天の精がある。先天の精は父母から受けついだ生殖の精である。一方、後天の精は五臓六腑の精ともいわれており、脾胃で飲食物が化成されて作られたもので、五臓六腑に供給される。五臓六腑は、この精によってそれぞれの生理活動を営んでおり、精の余ったものは腎に貯蔵される。これを、腎中の精気という。先天の精は出生前にすでに体内にあり、出生後は後天の精が先天の精を補充・滋養している。両者は互いに補完し合って成り立っている。

2）生長・発育・生殖を主る

腎中の精気の盛衰は、生長、発育、生殖に深く関わっている。動物は幼年期からしだいに腎中の精気が充実しはじめ、歯が生えかわったり、毛並みが伸びたりといった変化をおこす。青年期に入ると、それまで増えつづけた腎中の精気は、天癸とよばれる物質を産出する。天癸とは、生殖機能の成熟を促す物質で、天癸の作用によってオスは精液を産出することができ、メスは妊娠の準備のため、しだいに性機能が成熟し、生殖能力が備わる。老年期になると腎中の精気は衰え、性機能と生殖能力は減退、消失する。やがて体もしだいに衰退する。

腎の蔵精作用か失調すると、必然的に生長発育や生殖能力に影響が及ぶ。脱毛・歯のぐらつき・発育遅延・筋骨痿軟（無力感）などの症状は、すべて腎精の不足によるものである。

3）腎中の精気、腎陰、腎陽の関係

腎中の精気は、生命活動の基本物質であり、腎陰と腎陽は各臓の陰陽の根本である。腎陰と腎陽は、ともに腎中の精気の物質的基礎である。腎陰は元陰、真陰ともいわれる。これは体における陰液の根源であり、あらゆる臓腑・組織を潤し、滋養する作用をもっている。また腎陽は元陽、真陽ともいわれ、体における陽気の根源であり、臓腑・組織を温煦し、生化する作用がある。腎における陰と陽は、ちょうど水と火が同時に存在するようなものであることから、腎は「水火の宅」といわれている。また腎陰を「命門の水」といい、腎陽を「命門の火」ということもある。

2、水を主る

腎は水を主る（主水）とは、体内での水液の貯留・分布・排泄を調節する作用を指すが、主に腎の気化作用（物質の姿を変える働き、気血津液などを生み出す代謝能力など）がこれを行っている。腎の気化が正常であれば「開合」も順調である。「開」とは代謝によって水液を体外に排泄することを指し、「合」とは生体に必要な水液を貯留することを指す。

正常な状態下では、水液は胃に受納され、脾によって転輸され、肺から全身に行きわたったのち、三焦を通り、清なるものは臓腑を運行し、濁なるものは汗と尿に変化して体外に排泄される。こうして体内の水液代謝のバランスは維持されている。

この一連の代謝においては、腎の気化作用が終始働いている。したがって、腎の気化が失調すれば開合もまた不利となり、水液代謝障害が引きおこされ、水腫・小便不利などの症状が現れる。

3、納気を主る

呼吸は肺が主っているが、吸気は腎に下らなければならない。吸気を腎に納めるという腎気のはたらきのことを「摂納」という。この作用があるために、「肺は呼気を主り、腎は納気を主る」といわれている。

腎が納気を主ることは、呼吸にとって重要な意義がある。腎気が充実しており、摂納が正常に行われてこそ、肺への空気の出入りが円滑となり、順調な呼吸が可能になるからである。腎虚になって腎不納気となると、吸入した気は腎に帰納しないので、少し動いただけで息切れがしたり、また呼吸困難などの症状も現れる。

4、腎と五行の照応関係

1）恐は腎の志

恐とは、物事に対して恐れおののく精神状態を指す。恐と驚は似ているが、驚は意識せず突然受けるショックであり、恐は対象を明確にとらえた精神状態、いわゆるびくびく、おどおどした状態である。驚も恐も生理活動に対する影響という点からいえば、ともに不良な感情であり、ともに腎を損傷することもある。

恐は腎の志であるが、心が主っている神明とも密接な関係がある。心は神を蔵しており、神が傷つけられると心が怯えて恐となる。恐により腎を損傷し、腎気不固となり尿もれがおこることがある。

2）唾は腎の液

唾は口中の津液であり、唾液のなかで比較的ねっとりしたものを指す。唾は腎気の変化したものであり、これを飲み込むと腎中の精気を滋養することができる。唾が多すぎたり、長時間ダラダラ流れ出てしまったりするようであれば、腎の精気が消耗されやすい。

3）体は骨に合し、骨を主り髄を生じ、その華は毛並みにある

腎は「蔵精」を主っているが、精には髄を生じる作用がある。髄は骨のなかにあり、骨は髄によって滋養されている。腎精が充足している状態とは、骨髄を化生するのに十分な源があるということである。髄によって十分に滋養されると、骨格は頑健になる。

腎精が虚してしまうと、骨髄の化源が不足し、骨に栄養を供給することかできないため、骨格はもろくなり、甚だしい場合は発育不良がおこる。骨の発育欠損・骨軟無力は、先天の精の不足が原因でおこる。

また腎精が不足すると、骨髄は空虚となり、腰膝がだるくて痛む、ぐらつく、さらには足が痿えて歩行困難といった症状が現れる。

腎は髄を生じ、骨を主っているが、「歯は骨の余り」といわれるように、歯もまた腎精に

よって滋養されている。腎精が充足していれば歯はしっかりしているが、不足すると歯はぐらつき、最終的には抜けてしまう。

髄は骨髄と脊髄とに分けられる。脊髄は上部で脳につながっており、脳は髄が集まってできていることから別名「髄海」ともいう。

精と血は、互いに養いあう関係にあるので、精が多ければ血も旺盛になる。毛並みに艶があるのは血の働きが旺盛な証拠であり、このことから「毛は血の余り」であるといわれている。血によって毛並みは栄養を与えられると同時に、その生成のもとは腎の働きにあるので、腎の精気の充足度が、毛並みの成長あるいは脱落、そして艶のあるなしに直接関わっている。青年期と壮年期は腎精が充実しているので毛なみには艶がある。しかし加齢により腎気が虚してしまうと、毛は白くなり、抜けやすくなる。

4）耳および前後二陰に開竅する

耳の聴覚機能は腎の精気と関係がある。腎精が充足していると、聴覚は鋭敏となり、不足すると、耳鳴・難聴などの症状が現れる。老化により聴力の減退がおこるのは、腎精の衰えが原因である。

二陰とは前陰（外生殖器）と後陰（肛門）の二つを指す。前陰には排尿と生殖の作用がある。尿の排泄は膀胱によって行われているが、尿排泄に際しては腎の気化作用も重要な働きをしている。頻尿・尿もれ、あるいは尿少・尿閉といった症状は、腎陽の温煦作用が失調したためにおこることが多い。生殖が腎の作用であることは前述したとおりである。また大便の排泄も、やはり腎の気化作用によって調節されている。そのため、臨床上も腎陰不足が原因でおこる便秘や、腎陽虚衰による大便不通、腎気不固によっておこる慢性下痢、便失禁がしばしばみうけられる。

(二) 膀胱の生理機能

1、貯尿と排尿作用

体の水液代謝の過程において、水液は肺・脾・腎・三焦の作用によって全身に散布され、各組織・器官に利用され、その後、膀胱に達し尿に変えられる。そして膀胱の気化作用によって体外に排泄されるのである。膀胱の気化作用は腎の気化作用により調整される。膀胱の気化作用が失調すると、小便不利（排尿困難）や癃閉（排尿障害、尿閉）などの症状が現れ、膀胱の制約機能が失われると頻尿や失禁などの症状が現れる。

腰は腎の宅・腎は水火の宅・先天の本

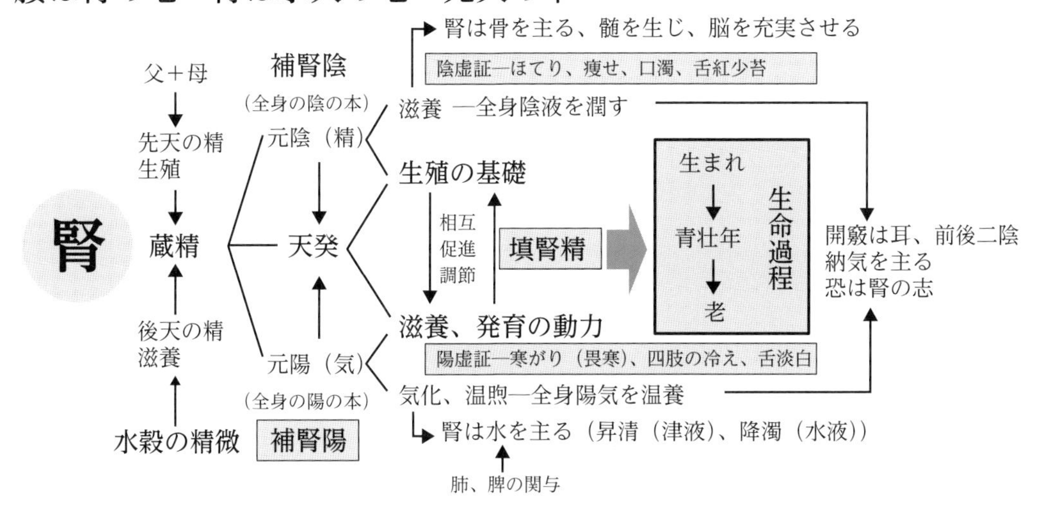

第３節　三焦と奇恒の腑

一. 三焦（さんしょう）

三焦は上焦、中焦、下焦の総称であり、胸腹腔全域に分布する大腑である。

(一) 三焦の主な生理機能

1、諸気を調整し、全身の気機と気化作用を統轄する

三焦は気化が行われる場所であり、気が昇降出入する通路とされている。したがって三焦は諸気を調整し、全身の気機と気化作用を統轄するものである。例えば、元気は体の根本の気であり、その源は腎より発せられるが、元気は三焦を通じて全身に行きわたる。

2、水液運行の通路である

三焦は水道を疏通する・水液を運行する作用をもち、水液が昇降出入する通路となっている。水液代謝は肺・脾・腎・腸・膀胱など多くの臓腑の協同作用によって行われるが、三焦の機能である疏通水道によりはじめて正常に行われるものである。

三焦の水道が不通になると、肺・脾・腎などの水液の輸送・散布・調節機能にも影響がおよび、水液か貯留して、小便不利（排尿量の減少）・水腫といった症状が現れる。

(二) 三焦の区分と各部の機能

1、上焦

横隔膜より前の部位を指し、内臓器の心肺および頭顔面部を含めて上焦という。

生理機能の特性としては、気の昇発と宣散を主っている。

2、中焦

横隔膜から臍と胃の部位を指す。

生理機能の特性は、脾胃の運化作用を包括しており、食物を腐熟し、精微物質を蒸化し、気血津液を化生することにある。中焦は「昇降の要」(上昇と下降するの中樞である)、「気血生化の源」といわれている。

3、下焦

臍より後ろの部分と、その部位にある小腸・大腸・膀胱などの臓器を指す。生理機能の特性は、糟粕と尿の排泄である。

そのほか、肝腎(精血)や命門も下焦に属している。

二. 奇恒の腑

「奇恒」とは、平常と異なるという意味である。

奇恒の腑である脳・髄・骨・脈・胆・胞宮の生理機能は五臓に似ていて、陰精を貯蔵し生体の成長活動の源となっている。形態からみると六腑に近いが、六腑のように飲食物を伝化する作用はない。胆以外には陰陽相配関係や表裏関係を示すものはない。このように臓に似て臓でなく、腑に似て腑でもなく、一般の臓腑と異なっているところが奇恒の腑といわれるゆえんである。

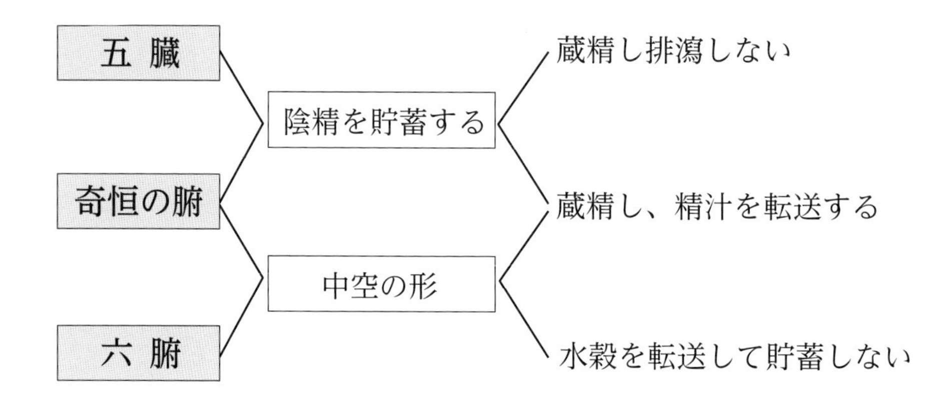

(一) 脳

1、脳は精神思惟を主る

李時珍（1518-1593）（明代）は「脳は元神の府である」（元神とは感知､意識など精神活動、府は住宅の例え）と説き、また清代には「記憶・視覚・聴覚・嗅覚・言語の機能は脳に帰属する」と説いている。体力が保持され、精神情緒活動が正常に営まれるためには、脳髄が充足していることが必要である。脳髄が充足していれば、持久力が保持されると同時に、平常時よりも旺盛な体力を示す。しかしそれが不足すると､身体が疲労して力がなくなり､視覚･聴覚に異常が生じる。

臟象学説では、脳の生理および病理を心が統括するものとしているが、脳と腎の密接な関係にも着目する必要がある。腎が蔵している精が髄を生じ、髄が脳を養う、これが脳と腎の関係である。すなわち腎精が充足していれば、脳髄は充分に栄養を受けることができ、脳髄が健全であれば耳や目の機能、思惟能力、動作なども正常に機能する。一方、腎精が不足して脳髄の栄養状態が悪くなると、脳機能が低下し、痴呆傾向になる。

(二) 胞宮（子宮）

1、生理と妊娠を主る

雌は生殖期に達して、腎気が旺盛になると、生殖機能を促進する発育物質（天癸）の作用によって、生理が発生し妊娠能力が備わるようになる。胞宮は妊娠を主っているが、衝脈・任脈の支配と影響を受けている。衝脈は十二経脈の経血が集合するところで「血海」と呼ばれる。任脈は陰脈が集まるところで、生体の陰液（精血・津液）を主っており、衝脈・任脈ともに胞宮に連絡している。それが、胞宮が衝・任二脈の支配・影響を受けているとされる根拠である。雌が発育成熟した後では、衝脈の働きが盛んとなり、血海が充満する。また任脈にも滞りがなく、陰血がスムーズに胞宮に注がれるようになると、定期的に発情するようになり胞宮は受胎生育の能力が備わる。

衝脈・任脈が失調したり、胞宮が気血を固摂できなくなると、性器の不正出血などの病証が現れる。

胞宮は懐妊後に胎児を保護し発育させる臓器である。胎児が胞宮のなかにいるあいだの栄養供給は、衝・任の二脈によって行われている。したがって衝脈・任脈が虚して、胞宮を滋養・固摂することができなくなると、流産かおこる。

他に胞宮に影響を与えるものとしては、心・肝・脾の三つの臓があげられる。胎児の発育には､充分な血液の供給が必要である。「心は血を主る」「肝は血を蔵す」「脾は統血を主る」「脾は血を生じる」というように、心・肝・脾は血に深く関与している。そのため、この三つの臓の機能失調は、胞宮に影響を及ぼし易い。

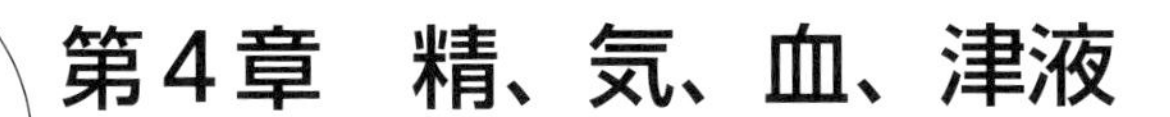

第4章　精、気、血、津液

精・気・血・津液は生命活動を維持するために欠かせない物質である。

精、気、血、津液と臓腑の機能活動との関係には、精、気、血、津液は臓腑器官の機能活動に栄養を提供する基礎物質であると同時に、臓腑機能活動によって精、気、血、津液を化成するものである。

第1節　精

精は生命活動の維持、生長、生殖の促進、および臓腑の機能活動を生じる基礎物質である。

一．精の分類と作用

生成：先天の精—父精と母血。
　　　後天の精—水穀の精微。
作用：生殖の精—腎精—先天の精と後天の精の結合からなる。
　　　臓腑の精—すなわち後天の精、異なる臓腑における異なる臓腑の精よりなる。

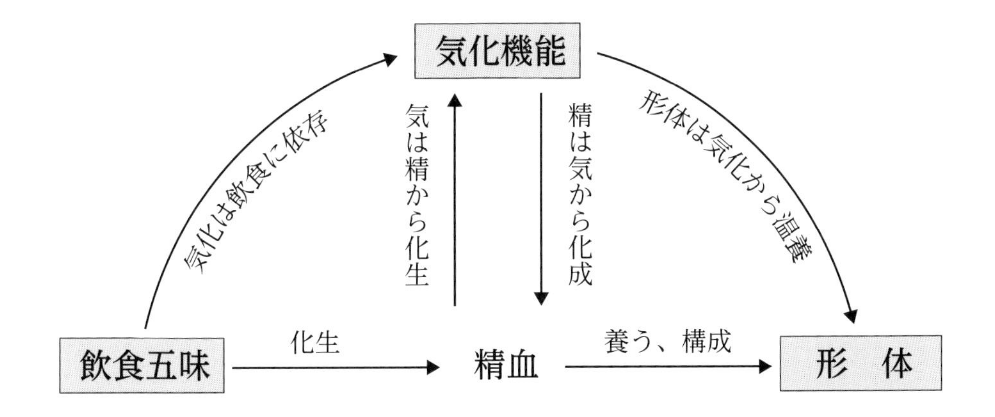

二．精の臨床上の意味

(一) 生理上：精は収蔵すべきものであり、消耗してはいけない。例えば腎は蔵精。
(二) 病理上：精を損耗すれば気もなくなる。

（三）治療上：精の不足には腎陰を補う。五臓の損傷は、最後は必ず腎を損傷する。

第2節　気

一．気の意味

（一）体内を流れている栄養に富んだ精微物質で、たとえば水穀の気などを指す。
（二）臓腑の活動能力で、たとえば五臓の気、六腑の気、経絡の気などを指す。

二．気の分類、生成及び作用

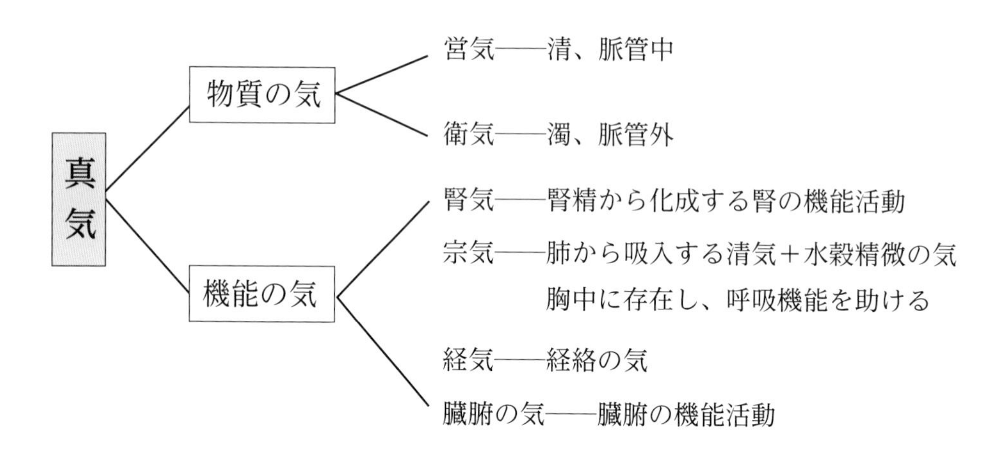

（一）元気

元気は「原気」「真気」ともいわれ、最も重要で基本的な気である。元気は主として先天の精が生じたものであるが、出生後は水穀の精微によって継続的に滋養補充されている。元気は三焦を通じて全身に分布している。各臓腑・組織は元気の作用を受けて、各々独自に機能している。この意味から、元気は生命活動の原動力である。

（二）宗気（そうき）

宗気は、肺に吸入される清気と、脾胃の運化作用によって生成される水穀の気とが結合することによって生産されるもので、胸中に集められる。宗気には肺の呼吸作用と心血の運行を推動する機能がある。

（三）営気（えいき）

営気は主に脾胃で作られる水穀の精微から化生したものであり、水穀の気の中でも比較的豊かな栄養分をもった物質である。営気は血脈中に分布しており、血の一部分として循環することによって、全身に栄養を供給している。営気と血は一緒に脈内を走行しており、密接な関係があることから、「営血」とも呼ばれている。

(四) 衛気(えき)

衛気は主に水穀の気から化生したものである。陽気の一つであることから、「衛陽(えよう)」ともいわれる。衛気には活動性が高く、動きが速いという性質がある。衛気は脈管に拘束されず、経脈外をめぐっており、外は皮膚・肌肉から内は胸腹部内の臓腑にいたるまで全身にくまなく分布している。

衛気には、肌表を保護して外邪の侵入に抵抗したり、体温調節をはかり、臓腑を温煦する、また皮毛を潤沢にするなどの機能がある。

(五) 経気(けいき)

経絡の気、真気などとも呼ばれる。

経絡の中を運行する「気」を指すとともに、経絡の主な機能をも指す。例えば、陰気が強すぎると陰だけが盛んで陽と調和せず、経気が消滅してしまうなどである。

(六) 臓腑の気

各臓腑の機能活動のことをいう。たとえば腎気、脾胃の気、肺気などである。

このように気は体のさまざまな部位に分布している。その生成の由来を総括すると腎中の精気、水穀の気及び自然界から吸入する清気の三つにまとめることができる。したがって気が体内で充分に生成されるか否かは、先天の精気の充足度、飲食物の栄養の多少、肺・脾・腎の三臓の機能が正常か否かにかかっている。

三. 気の生理的作用

(一) 推動(すいどう)作用

体の生長・発育、各臓腑・組織の生理活動、血の循行、津液の輸布は、すべて気によって推動されている。気虚となり推動作用が減退すると、生長・発育の遅れ、臓腑・経絡の機能減退、血行の停滞、水液の停留など各種の病変が現れる。

(二) 温煦(おんく)作用

全身や各組織を温める作用である。正常な体温を維持することができるのは、気の温煦作用の調節を受けているからである。気の温煦作用が減退すると、畏寒怯冷(いかんきょうれい)（異常なほど寒がる）・四肢の冷えなどが現れる。

(三) 防御作用

気には肌表を保護し、外邪の侵入を防ぐ作用がある。また外邪がすでに体内に侵入してしまった場合、気はこの病邪と闘って外へ追い出し、健康を回復させるように働く。

(四) 固摂作用

気の固摂作用とは体液が漏出するのを防ぐ作用で、血液が脈管の外に溢れないよう制御する働き、汗や尿の排出をコントロールする働きなどを指している。

(五) 気化作用

気化という言葉には二つの意味がある。一つは精・気・血・津液の間の化生を指す。例えば精は気に化し、気は血に化す。この作用を気化と呼んでいる。もう一つは臓腑のもつある種の機能を指す。例えば膀胱の働きである排尿作用は「膀胱の気化」と呼ばれており、三焦のもつ水液代謝作用は「三焦の気化」と呼ばれている。尿などの物質の産生と代謝に関与する作用である。

作　用	意　　味
推動作用	気血を押し流す。臓腑の生理機能を推し進める。生命活動を推進する
温煦作用	体を温め、生理機能を活発にする
防御作用	バリア機能として病因となる邪気の侵入を防ぎ、邪気から体を守る
固摂作用	体を引き締め、正気が体から外へ漏れ出ないようにする
気化作用	あるものを、別の何かに作り変える。例えば気を血に作り変える。新陳代謝
営養作用	血を作る材料となり、全身を営養する

四．気の運行―気機の運動方式―昇降出入（臓腑の機能運動）

体の気は、高い活動性をもった精微な物質であり、絶えず動いて全身を巡っている。

気の運動の基本形式は「昇・降・出・入」の四種類である。

昇・降・出・入という表現は、臓腑おのおのの機能、さらに臓腑間の協調関係を具体的に説明する用語でもある。例えば肺は呼吸を主っており、宣発と粛降の作用があり。また臓腑間の関係としては、心火が下降するのに対し、腎水は昇り、脾気に昇の作用があるのに対し、胃気には降の作用がある。このように臓腑の気の昇降出入が相対的にバランスよく行われていれば、正常な生理作用を維持することができる。

ところが気の運行に滞りが生じたり、乱れて逆行したり、昇降出入がうまく行われなくなったりすると、五臓六腑や身体の上下・内外の協調関係と統一に影響が及んで種々の病変を引きおこす。例えば、肝気鬱滞・肝気横逆（肝気の流れが滞って、疏泄機能が失調、脇腹の脹れ、イライラなどがみられる）・胃気上逆（胃気が上へ逆行しゲップ、嘔吐などがみられる）・脾気下陥（脾の昇を司る機能が乱れ、下へ下がりすぎて脱肛、内臓下垂などがみられる）・肺失宣降（肺の宣発粛降機能が乱れ、喘息、咳などがみられる）・腎不納気（腎虚による喘息、息切れ、咳など）・心腎不交（心と腎の精神に対する働きが乱れ、睡眠障害がみれれる）などは、気機の失調によっておこる病証である。

第3節　血

一. 血とは

血は脈管中の赤い液体であり、主として水穀の精微から化生されてできる。

血は心が主り、肝に蔵され、脾がこれを統摂(とうせつ)することによって脈管中を循行している。血は身体の臓腑・組織・器官を濡養（栄養）しており、体にとって不可欠な栄養物質である。

二. 血の生成過程

血は、中焦の脾胃により生成される。飲食物は胃に入り、脾で吸収・運化されることによって水穀の精微に変化する。そのなかの精気と津液が脈管内にしみこみ、変化して赤色の血になる。さらに精と血との間には互いに転化しあう関係がある。このように血は水穀の精微・営気・精髄を基礎物質とし、これらから脾胃・肺・心（脈）・腎・肝などの臓器の機能により生成される。

三. 血の機能

血は全身を循行し、内は五臓六腑から、外は皮肉筋骨にいたるまで全身の組織・器官に栄養分を供給し、滋養するように働いている。

四. 血の循行

血は脈管中を循行して全身を休みなく循環し、各臓腑・組織、器官の需要にこたえている。血の循行は、内臓の共同作用によって正常に保たれている。「心は血脈を主る」といわれているが、これは心気の推動作用が血を循環させる原動力となっていることをいったものである。全身を循行している血脈は、すべて肺に集まり、肺気の作用を受けた後また全身に散布される。血の循行は肺のほかに、脾気の統摂と、肝の蔵血作用及び疏泄作用によっても調節されている。

第4節　津液

一. 津液(しんえき)とは

津液とは体内における各種の正常な水液の総称であり、また唾液・涙・涕・汗・尿などもこれに含まれる。

二. 津液の生成、輸布および排泄

津液は水穀の精微から化生したものの一つである。水穀は胃に入ったあと脾によって消化

吸収されて一部が津液となる。津液の輸布および排泄は、三焦を通路とし、脾の転輸作用、肺の宣散・粛降作用による通調水道（つうちょうすいどう）（水道を通し、調節すること）、腎の気化作用などを通じて行われている。

胃を経て、小腸から大腸に下る水液は、小腸と大腸で、絶えず吸収され、脾・肺・三焦を経て皮毛にいたる。皮毛から排泄される水液が汗であり、三焦の水道を通って膀胱に下輸した水液が腎と膀胱の気化作用を受け、外に排泄されると尿となる。以上のような関連する臓腑の作用を通じて、津液は体表では皮毛に達し、体内では臓腑に注ぎ、全身のあらゆる組織・器官を滋養している。

さらに肝の疏泄作用も、津液の輸布を助けている。また津液は血の重要な組成部分でもある。したがって血の循行を推動している心もまた、同時に津液の輸布と密接な関係があるといえる。

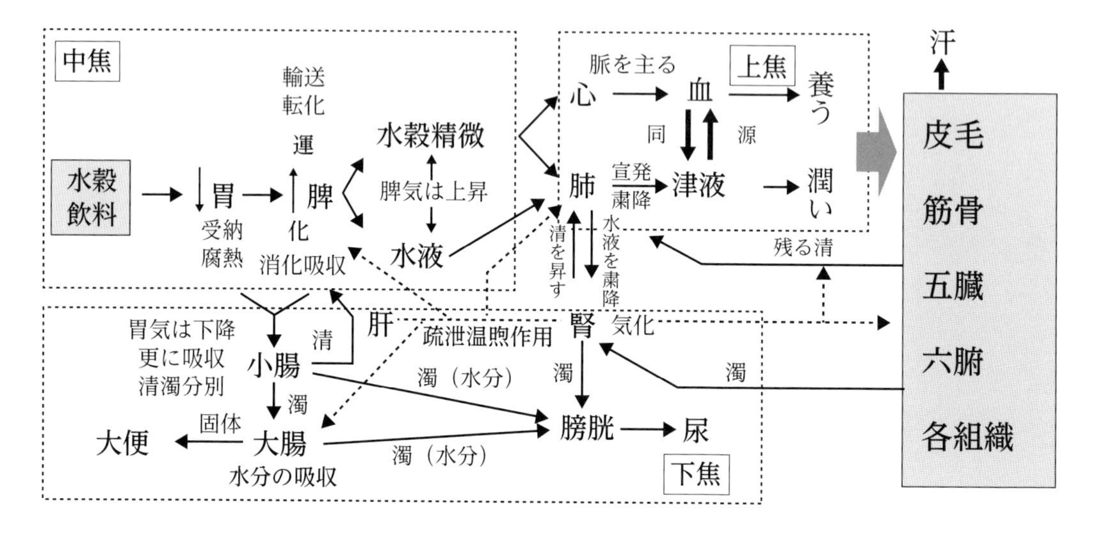

飲食、水液代謝

これらのことからわかるように、津液の生成・輸布・排泄という一連の過程は、複雑であり、多くの臓腑の協同作用により行われている。なかでも特に重要なのは肺・脾・腎の三つの臓である。

三．津液の機能

津液には、滋潤作用がある。体表に散布された津液は、皮毛や肌膚を滋潤し、体内にある津液は臓腑を滋養している。また孔竅に入る津液（涙・涕・唾液など）は眼・鼻・口などの孔竅を滋潤し、関節に入る津液は、関節の動きを滑らかにしている。さらに骨髄に入る津液は、骨髄と脳髄を滋潤している。

四．津液の分類

津液をその性状によって区別すると、澄んでさらさらしたものを「津」といい、濃厚でねっとりしているものを「液」という。津は全身を循環し、各組織を滋潤する。また、体外には涙・唾・汗などとして現れる。

液は骨節・筋膜・頭蓋腔の中にあって、そこで、関節の動きを滑らかにしたり、脳髄を滋養している。

ただ、津と液は水穀から化生される点では共通しており、また生理・病理的には、この二つを明確に区別できないことも多い。津が不足すると液もその影響で少なくなるし、液に問題があれば津にも波及する。したがって両者を合わせて津液と総称している。

第５節　精、気、血、津液の相互関係

一．気と血の関係

気と血が生成されるのに必要なものは、腎中の精気と水穀の精微である。これらは肺・脾・腎などの働きを通じて作られる。気と血の違いは、気には主として推動作用、温煦作用があり、血には栄養作用、滋潤作用があるといった機能面での相違である。こうした性質をまとめると、気は陽に属し、血は陰に属する。

（一）気は血を生ずる

血の基礎となる物質は精であり、精が血に転化するための原動力は気である。

（二）気は血をめぐらせる

血の循行は、心気の推動作用・肺気の散布作用・肝気の疏泄作用に助けられている。

（三）気は血を摂す

血を摂すとは、気の作用により、血が正常に脈管中を流れ、外に漏れることがない状態に保たれていることをいう。

これまでに述べた気の血に対する三つの優位的作用（生血・行血・摂血の作用）から、「気は血の帥」（帥は元帥のように指揮機能をもつ例え）といわれている。

（四）血は気の母

気は血を運行させる動力である。しかし、逆に血は血中に存在する気に依存していると同時に、たえず水穀の精微を気に与えることで気の機能を持続させてもいる。このことから「血は気の母」といわれる。

（五）気は陽に属し、血は陰に属す

上述のように気・血双方の性質、機能、作用などから、気は陽に属し、血は陰に属する。

二．気と津液の関係

（一）気旺生津、気随液脱［気が盛んなれば津液を生じ、気は津液にしたがって脱す］

津液は脾胃によって水穀から生成される。したがって脾胃の気が盛んであれば津液の生産は充足する。また気には固摂作用があり、津液の排泄をコントロールするように働いている。

しかし、一方で気は津液に従属してもいる。津液を過度に損失すると、それに伴って気を損傷することになる。

（二）気能化水、水停気阻「気は津液の代謝を促す、津液が滞れば気も滞る」

津液の生成・輸布・排泄は、気の昇降出入という運動にもとづいて行われており、肺・脾・腎・三焦・膀胱などの臓腑の気化作用と関係している。すなわち気の気化作用、推動作用に依拠している。

病理的には、気の作用が低下すると、津液の輸布に影響を及ぼす。例えば気化作用が失調すると水液の停留がおこり、これが痰飲（津液の代謝異常による病理産物）となったり、水腫となったりする。水液の停留や、痰飲の生成は、逆に気機の流通を妨げる原因ともなる。このように気化の失調と水液の停留とは、因果関係としてしばしば相互に影響し合っている。

三．血と津液の関係

津液も血も液体であり、ともに栄養・滋潤が主な作用であり、両者とも陰に属する。生理的には、津液は血の重要な一成分である。

病理的にみると、繰り返し出血すると津液も損失し、「耗血傷津」（血と津液の消耗）という病証が現れる。また津液の消耗が過度な場合は血に影響し、血虚、津液が少ないなどによって様々乾燥の症状が現れる。このことから、津液が不足している患畜に瀉血法を用いてはならない。

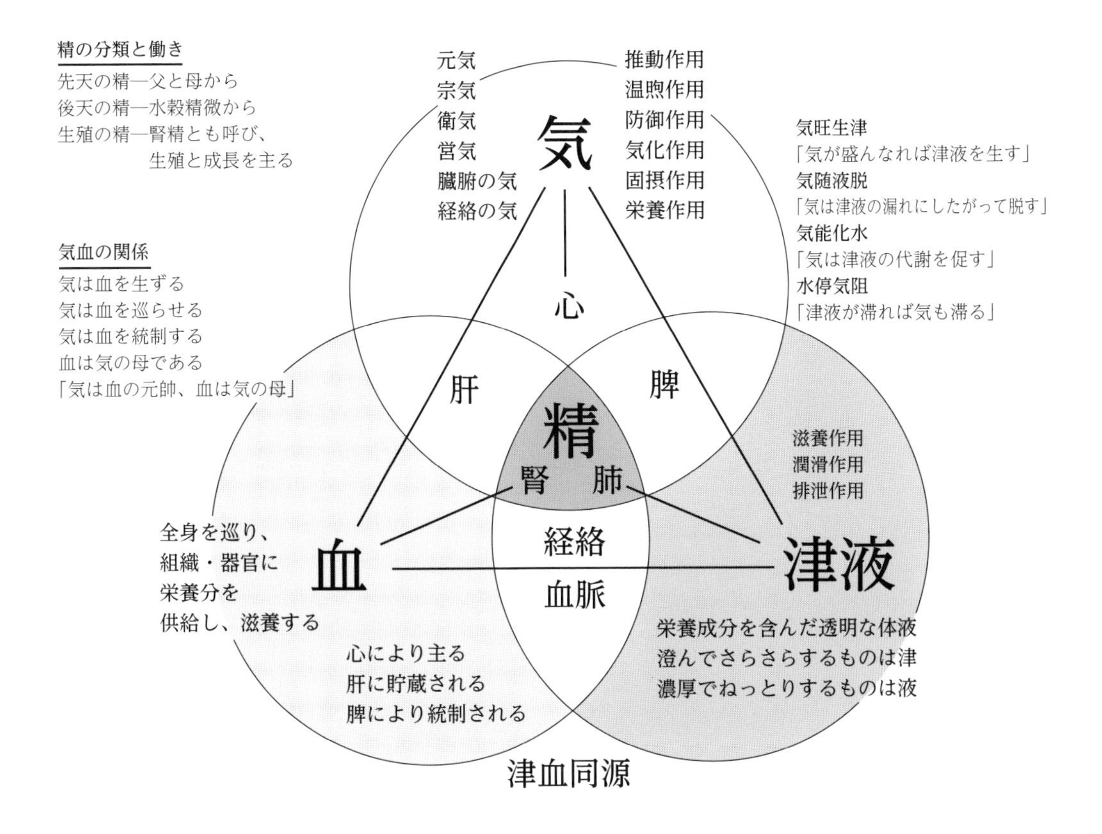
精の分類と働き
先天の精―父と母から
後天の精―水穀精微から
生殖の精―腎精とも呼び、
生殖と成長を主る
気血の関係
気は血を生ずる
気は血を巡らせる
気は血を統制する
血は気の母である
「気は血の元帥、血は気の母」
元気
宗気
衛気
営気
臓腑の気
経絡の気
気
推動作用
温煦作用
防御作用
気化作用
固摂作用
栄養作用
気旺生津
「気が盛んなれば津液を生す」
気随液脱
「気は津液の漏れにしたがって脱す」
気能化水
「気は津液の代謝を促す」
水停気阻
「津液が滞れば気も滞る」
心
肝
脾
精
腎
肺
滋養作用
潤滑作用
排泄作用
全身を巡り、
組織・器官に
栄養分を
供給し、滋養する
血
経絡
血脈
津液
栄養成分を含んだ透明な体液
澄んでさらさらするものは津
濃厚でねっとりするものは液
心により主る
肝に貯蔵される
脾により統制される
津血同源

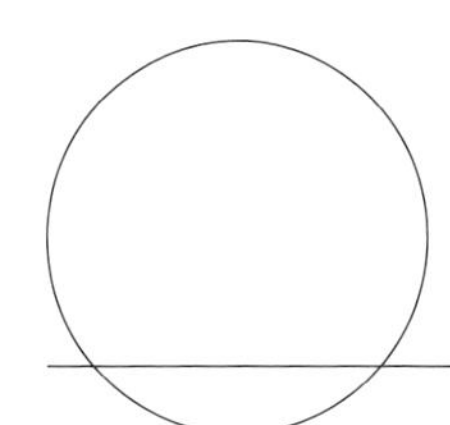

第５章　経絡学説

経絡学説は、経絡系統の循行経路と分布、その生理機能、病理的な変化および経絡と臟腑との関連について論述したものである。

第１節　経絡の概念と経絡系統

経絡とは、経脈と絡脈の総称である。「経」には「径」、すなわちまっすぐな道という意味がある。経脈は、体を上下に流れる縦の幹線であり、経絡系統のなかで最も重要なものである。また「絡」には「網」の意味がある。絡脈は経脈の分枝であり、比較的細く小さく、全身に網の目のように張り巡らされている。経絡には気血が流れており、臟腑と四肢・関節とを連絡し、体の上下・内外を貫いて体内のすべての機能を調節している。

経脈の中心は十二経脈であり、そのほかに奇経八脈・十二経別・十二経筋・十二皮部が含まれる。絡脈には十五絡の他に、浮絡と孫絡がある。

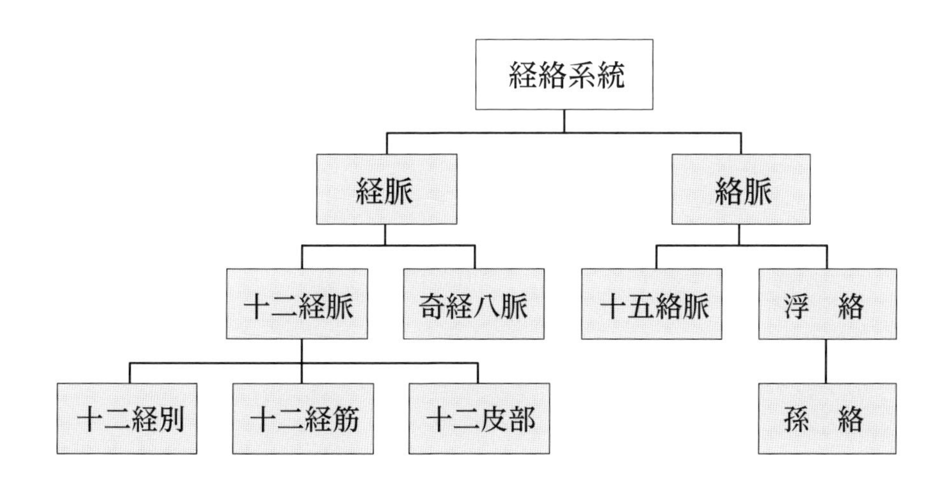

第２節　経絡の生理機能と臨床運用

一．経絡の生理機能

（一）全身表裏・内外に連絡し、臟腑器官をつなぐ連接通路

（二）気血の運行、陰陽の調和、全身を潤す

気血の組織・器官を滋養する作用は、経絡系統により気血の運行が正常に行われることによって実現される。

経絡系統は、臓腑器官から四肢百骸（全身の各部位）にいたるまで、全身に分布している。それらが互いに連絡しあって気血の運行が行われることにより、全身の器官、組織などのあいだの相対的なバランス、協調関係を保つことができるのである。経絡が生体の正常な生理活動を維持するうえで欠かせないものとされているのは、そのためである。

(三) 外邪の侵入に対する防御作用

外邪は多くの場合、皮膚から侵入するが、経絡にはこれに抵抗し、体を保護する作用がある。経絡がこの作用を働かせるうえで最も重要になるのは衛気である。

(四) 感応・伝達機能を果す

刺激を受けたときのシグナルを経路によって、脳に伝える。

二. 臨床運用

経絡は臨床上、診断面と治療面への応用がある。

(一) 病理変化の説明

病邪の伝送と病状の反映を示す

病理的な状態下では、経絡は病邪を伝送し、病候を反映する。外邪が体内に侵入すると、経気が失調し、病邪は経絡を通じて表から裏に、または浅い部位から深部に伝変する。『素問』皮部論には、「是れ故に百病の始めて生ずるや、必ずまず皮毛にあり、邪これに中れば則ち腠理が開く。開くときは則ち入りて絡脈に客し、留まって去らず、伝わって経に入り、留まって去らず伝わって腑に入り、胃腸に滞る」と記している。これは外邪が皮毛腠理から経絡を通って臓腑へと伝えられる経過を述べたものである。

「傷寒論」の六経弁証理論は、経絡間の連絡と病邪の伝変理論にもとづいて確立したものである。

このような考えは臓腑の病にも応用されている。臓腑は経絡によって連絡しているので、ある臓に病があると、経絡を通じて他の臓に移ることがある。『金匱要略』の「肝の病を見れば、肝は脾に伝わるを知りて、まず脾を実すべし」という記載がある。

以上のことから、病邪の伝送と病状の進行には、経絡の流れが密接に関わっていることがわかる。

また経絡—臓腑、経絡—体各部の間には特定の関係がある。何らかの原因によって疾病が生じると、その疾病と関係する経脈の巡りに沿って病邪が臓腑に伝変すると同時に、それと関連のある部位上にいろいろな症状が現れやすい。例えば肝の病には脇腹の張り・少腹の張りが現れやすい。

また肺気が阻滞すると鼻がつまる、心火上炎（心経に熱が籠って上の竅に影響する）のときは舌先が赤くなって痛む、肝火上炎（肝経に熱があり、開竅する目に影響する）のときは目が赤くなり腫れて痛む、腎精が不足するとよく聞こえなくなるなどの症状が現われる。これらの症状は、それぞれの臓腑が経絡を通じて鼻・舌・目・耳などと連絡しているためにおこるものである。このように臓腑の病では、それと関連する部位に病理的な反応が現れやすい。そのため臨床においてはこのような病理的な反応を根拠として、疾病の原因や病位を判断することができる。これは弁証論治の根拠としても重要である。

（二）鍼灸の刺激を伝導、臓腑の虚実を調整

鍼灸が疾病を治療したり、予防したりする効果をもつのは、経絡に鍼灸の刺激を伝導し、臓腑の虚実を調整する作用があるためである。鍼灸治療によって、気血の調整、扶正去邪（正気を補い、邪気を取り除く）の作用がおこり、これにより陰陽のバランスが回復すれば、治療の目的を達することができる。

疾病にかかると気血不和や臓腑陰陽の偏盛・偏衰による虚実の証候が現れる。鍼灸治療では適切な経穴に適量の刺激を与えることにより、経絡の機能を活性化させ、臓腑の虚実を調整することができる。

（三）中薬の帰経作用

帰経とは、中薬が体のどの部位（臓腑経路）に作用するかを示すものである。中薬の帰経の考え方は、臓腑経絡学説を前提としている。古代の医療は長期にわたる臨床実践を通じて、一定の臓腑や経絡に対する薬物の特殊な治療作用を発見した。「薬物の帰経」理論は、そうした経絡によって確立されたものである。これらの理論においては、弁証帰経を基礎として薬物の作用および臓腑経絡病機を考慮した治療により、十分な効果を得ることができるとされている。例えば桔梗と杏仁は、喘咳を治療する薬物であるが、ともに肺経に帰経する。朱砂には安神の作用があり、心経に帰経する。また引経薬はそれぞれの経に作用すると同時に、他の薬物に該当する経に誘導し、その治療作用を発揮させることができる。

（四）運用方法

1、経穴による診察

経絡には特定の循行ルート、連絡する臓腑があり、臓腑や器官の証候は経絡上に反映されやすい。したがってそこに現れた症状や変化にもとづいて、それがどのルート、臓腑・器官と関係があるかを見極め、診断を行うことができる。

腰腿痛を例にとると、疼痛が外側にあるものは少陽経と関係があり、前面にあるものは陽明経と関係があり、後面にあるものは太陽経と関係がある。こうした場合は局所の疼痛だけでなく、該当する経脈の循行ルート上にも圧痛などの反応が現れやすい。

さらに経穴による診察では、経絡上に現れる陽性反応を、臓腑・器官の病理的変化との相関でとらえ、診断に応用することができる。

2、経絡による弁証

経絡には、特定の循行ルートに連絡する臓腑がある。このため経絡やその連絡する臓腑に失調が生じると、経絡上に特異な症状や兆候が現れやすい。これらの症状や兆候にもとづいて、どの経に病変があるのかを弁証するのが経絡弁証である。

3、経絡による論治

鍼灸では主として経絡上の経穴を刺激することにより、臓腑気血の機能を調整し、疾病を治療する。治療に用いる経穴は、弁証により定められた経脈から選穴される。「経脈が通る所、主治が及ぶ」という道理にもとづいて経絡に沿って経穴を選び、臓腑・経絡の機能の調整を図るものである。

第3節　十二経脈（経絡図を参照）

一. 十二経脈の特徴

十二経脈は、経絡系統の中心となるものである。経別、奇経、絡脈などはすべて十二経脈を基礎としており、それが相互に連絡しあってその作用を発揮している。十二経脈の特徴は次の点にある。

（一）各経脈の分布部位には、一定の規則がある。

（二）各経脈はすべて体内では臓腑に属し、体表では肢と関節につながる。

（三）各経脈はそれぞれが一つの内臓に属し、臓と腑は表（腑）と裏（臓）の関係で連絡しあっている。

（四）それぞれに特有の病証がある。

（五）体表に経穴が分布している。

二. 経絡の走行と分布

陽経と陰経の走行方向：前足をあげ、「陰昇・陽降」となる。

（一）走行ルール： 手の三陰経は胸―前足の内側―指。
手の三陽経は指―前足の外側―頭。
足の三陽経は頭―後ろ足の外側―足指。
足の三陰経は足指―後ろ足の内側―胸腹。

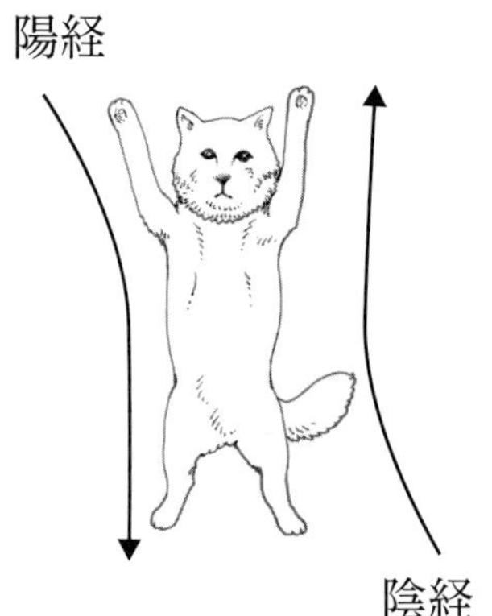

（二）肢体での分布：

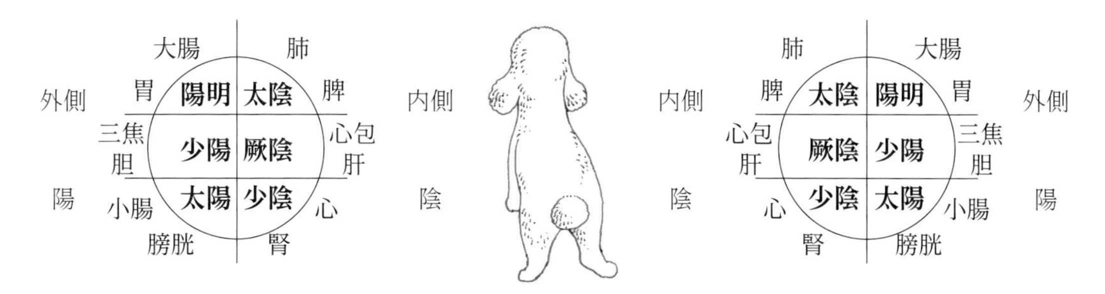

（三）連結ルール：頭では同名経絡の連結。
四肢の末端では表裏関係がある経絡の連結。
胸腹部では連結順は太陰—少陰—厥陰となる。

十二経絡の循環ルール：手太陰肺経から始まり、足厥陰肝経まで一週の循環を完成する。

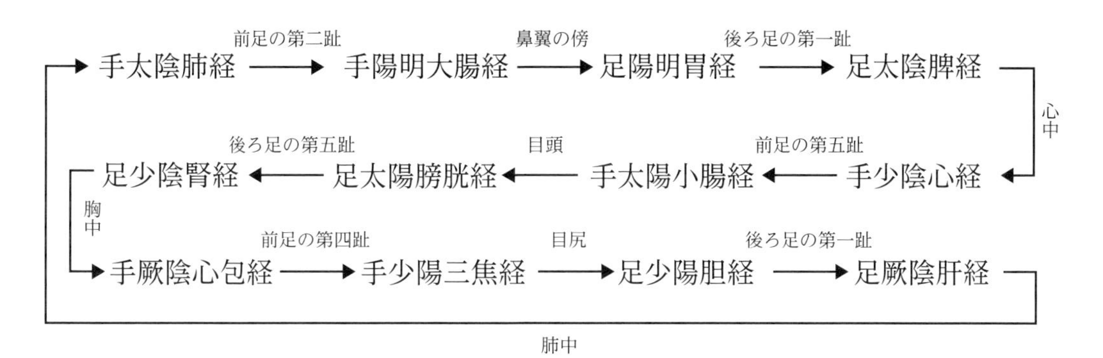

三．経絡の一日の流れ

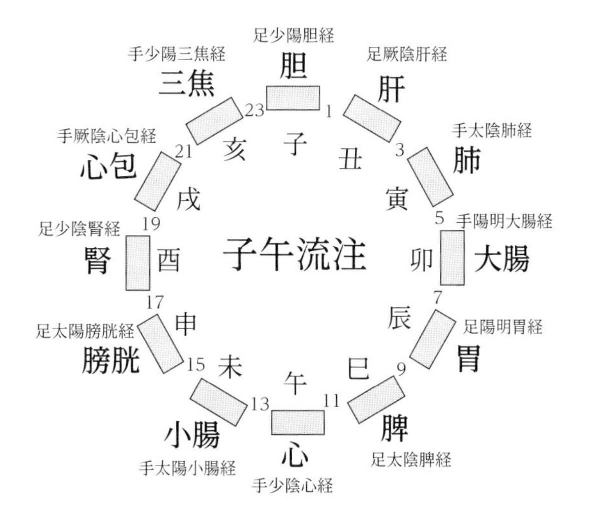

- 一日を 12 時辰に分ける。
- 一つの時辰は 2 時間に相当する。
- 一つの時辰を「初」と「正」に分ける。よって、12 時辰も 24 時間に相当する。

第４節　奇経八脈の総合作用

奇経八脈は、経絡系統のなかで非常に重要な位置を占めている。その役割としては十二経脈、経別、絡脈を広く関連させる作用があり、また全身の気血の盛衰を調節する作用がある。奇経八脈の作用についてまとめると、次のようになる。

一．疏通、連絡作用

奇経八脈のほとんどは十二経脈から分かれて出ている。その循行・分布の過程でその他の経脈と交会して、経絡間の連係を維持している。その代表的な例は次の通りである。

- 陽維脈は各陽経を連絡させ、督脈の風府、唖門で集まる。
- 陰維脈は各陰経を連絡させ、任脈の天突、廉泉で集まる。
- 手足三陽経は、督脈の大椎で集まる。
- 足三陰経は、任脈の関元、中極で集まる。
- 督脈、任脈、衝脈は、互いに疏通し合っている。
- 衝脈はさらに足少陰経、足陽明経とも連絡しており、「十二経脈の海」ともいわれる。
- 帯脈は腰腹部を帯状に一周しており、縦走している経脈と連絡している。

このように奇経八脈は、十二経脈とそれに関係のある臓腑にたいして、疏通・連絡させる作用をもっている。

奇経八脈は、性質や作用が類似している経絡を一つに組み合わせ、さらにそれらを統率しコントロールする作用をもっている。督脈のことを「陽脈の海」といい、任脈のことを「陰脈の海」といい、衝脈のことを「十二経脈の海」または「血海」というが、これらは奇経八脈のもつこの作用を表現したものである。奇経八脈の代表的な作用をあげると、次のようになる。

（一）督脈：督脈には諸陽経がすべて集まっている。また腎・脳・脊髄とも密接な関係がある。督脈には、陽気と真元を総督する作用がある。体表に経穴が分布している。

（二）任脈：妊養の作用と、陰経を調節する作用がある。メスの妊娠、出産と陰血とは密接な関係にあり、そのため「任脈は胞胎を主る」といわれている。体表に経穴が分布している。

（三）衝脈：胞中よりおこり、十二経脈、五臓六腑と密接な関係がある。

（四）帯脈：諸経を束ねて統括する。

（五）陰蹻脈、陽蹻脈：足と体幹の両側の陰陽を調節している。また足の内側と外側に分布している陰経と陽経を協調させる作用がある。

（六）陰維脈、陽維脈：陰経と陽経をそれぞれ連絡させている。また陽維脈は全身の表を主り、陰維脈は全身の裏を主っている。

奇経八脈は、このように主として十二経脈をいろいろな角度から組み合わせることにより、十二経脈を統率し、かつコントロールしているのである。

二．灌漑（かんがい）、調節作用

奇経八脈は十二経脈の間を縦横に交錯して循行している。十二経脈と臓腑の気が旺盛なときには、奇経八脈に蓄えられ、また十二経脈の需要に応じて奇経八脈はこれを流して供給する。このように奇経八脈には、十二経脈の気を調節したり、蓄えたりする作用がある。

第５節　十二経別、十二経筋、十二皮部

一．十二経別

経別とは、別行する正経である。すなわち十二経脈から別れ出て、胸腹部および頭部を循行する重要な支脈である。

(一) 十二経別の循行・分布状況

十二経別の循行には、四肢から体腔内に入り、再び体表に出て、多くは頭項部に上行するという一定の規則性がある。十二経別は表裏関係にある二経の結びつきを強め、さらに経脈と臓腑との連絡を強める役割を担っている。

(二) 十二経別の作用

十二経別は、表裏関係にある二経の連絡を体深部において緊密にさせ、十二経脈の循行の不足を補っている。さらに経別には、十二経脈の治療範囲を広げる役割がある。経別は体腔に深く入りこむことによって、内臓や諸器官の間の連係を強めているので、臨床上の取穴にもしばしば応用されている。

二．十二経筋

十二経筋とは、十二経脈およびそれに関係する絡脈中の気血によって滋養されている筋肉組織のことである。全身の筋肉を十二経脈の分布部位にもとづいて、手足の三陰三陽に分けたものが十二経筋である。

(一) 十二経筋の循行・分布状況

経筋はすべて四肢末端より出て、肌肉の豊富な部位を経て大関節の周囲に結集している。またいくつかの経筋は、前陰の生殖器の部位に結集している。

(二) 十二経筋の作用

十二経筋は全身に分布しており、四肢百骸をつなぎ、筋肉と関節の正常な屈伸運動を可能にしている。また十二経脈の体表での循行の不足を補う役割も担っている。体腔内に深く入っている経筋もあるが、経筋は臓腑とは直接の絡属関係はない。

三. 十二皮部

皮部とは、経絡系統の皮膚における部分である。

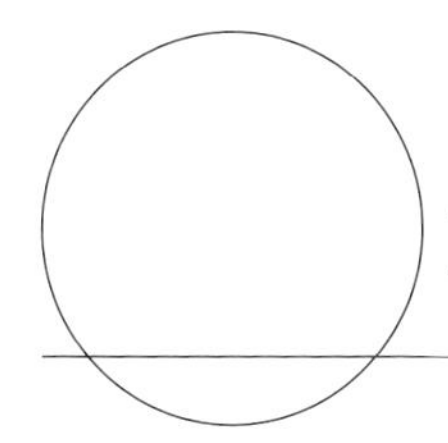

第6章　病因

ペット中医学の病因学説は長期にわたる臨床の観察を基礎とし、「審証求因」という方法を用い、これを総括しながら形成されてきた。同学説は主に疾病の臨床所見にもとづき、これに自然界の変化法則を組み合わせて各種の発病因子の性質とその特徴を探るものである。

古代の獣医家は発病因子を外因・内因・不内外因の三つに分類しているが、これらはさらに外感と内傷の二つに大別することができる。

病因説

審証求因：症状などの臨床変化に基づいて病因を分析する

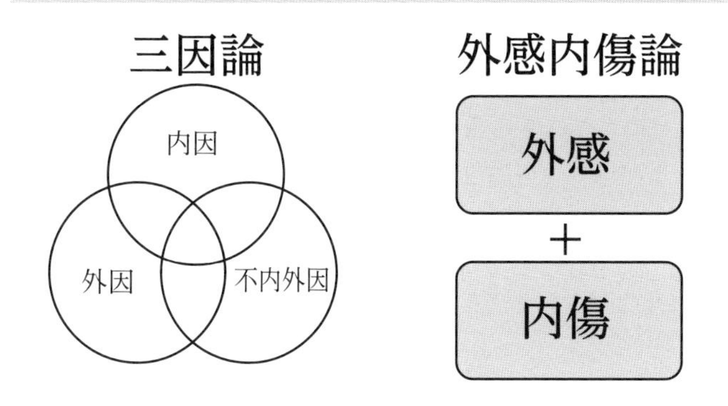

ペット中医学の病因認識の特徴は、症状を主な手がかりとして病因を解明することにある。例えば遊走不定（発症する場所が不定、ときに重くときに軽い）という特徴をもつ疾病の病因は、風邪と関係が深いと推測することができる。つまり、遊走性の全身の痛みや痒みの症状が、一定のところにとどまらず変動する自然界の風の特徴と一致するのである。そのため、「疏風去邪」（風邪を発散する）という方法で治療し、症状を軽減あるいは消失させる。これがすなわち「審証求因」（諸症状をチェックし、病因を探る）の方法である。

第1節　六淫

一．六淫の特徴

六淫とは、風・寒・暑・湿・燥・火の六種類の外感病邪の総称である。

元来、風・寒・暑・湿・燥・火は自然界の六種の異なった気候変化を指すものであり、「六気」と称されている。これらには万物を育くむ働きがあり、体に対しては無害である。

しかし、六気に異常（例：過剰、不足、あるいは時期に反して出現など）がおこり、体の適応力をこえたときなどには、六気は発病因子となり疾病を引きおこす要因となる。体自身の抵抗力が落ちているときも同様である。こうした状況では、六気は「六淫」または「六邪」となり、外感病の主要な発病因子となる。そのため、「外感六淫（がいかんろくいん）」ともいわれる。

六淫による発病には、一般には次のような特徴がある。

(一) 六淫による病の多くは、季節・時間・地域・環境と関係がある。例えば春季は風がよく吹くので風病が多発しやすく、夏季は暑くなるので、暑病が多い。長夏は湿が盛んとなるので湿病が多く、秋季は乾燥しやすいので燥病が多い。冬季は寒くなるので、寒病がおこりやすい。また長く湿地にいると湿病を患いやすいし、高温のところでは燥熱の病に罹りやすいなどである。

(二) 六淫の邪は単独で体を侵すこともあれば、二種類以上の邪が同時に体を襲うこともある。
例えば、風邪は寒、湿、燥、熱などの邪気と合体して体に侵入し、風寒、風湿、風燥、風熱の証になる。

(三) 六淫の邪は疾病の進行過程で、互いに影響しあい、一定の条件下では互いに転化する。
邪気は体に入ってから、個体の体質素因および邪に対する反応によって変化することがあり、これを「从化（じゅうか）」と呼ぶ。例えば、素体陽盛の個体に外邪が侵入してから熱邪に変わっていく傾向があり、「熱化」と呼ばれる。素体陽虚または陰盛の個体に外邪が侵入してから、寒邪に変わっていく場合これを、「寒化」と呼ぶ。素体湿が溜まっている個体に外邪が侵入してから、邪気と湿が交じり合って「湿化」となる。

(四) 六淫による感受ルートの多くは、皮毛あるいは口鼻からの侵入である。次第に表から裏（内臓）へ進展していく。

邪気の侵入は表から裏へ向けて進行していくことが一般的であるが、体質が弱くなって体表の防御機能が低下すれば、邪気は表に滞らず直接裏に入ることもある。それを「直中（じきちゅう）」と呼ぶ。

なお臨床上、外邪の侵入によるものではなく、内臓機能の乱れによって風、寒、湿、燥、熱に似たような症状が発生することもあり、その場合は、体内から発生する邪気と判断され、「内生五邪」と呼ばれる。例えば、内風、内寒、内湿、内燥、内熱（火）などがある。

二. 風

風は春の主気であるが、これは１年を通して現れる。外感疾病は、風邪によりおこるものが最も多い。また風邪はそのほかの病邪と合体して体に侵入することが多い。

・風邪の性質と発病の特徴

(一) 風は陽邪、その性は開泄、上部を侵しやすい

風邪はよく動き、一定の場所に固定しない。その特性は、昇発・外泄である。風邪が体に侵入して衛気不固（衛気が弱くなる）となると、腠理が開泄し、発熱などの症状が現れる。

また風は陽邪で、上行しやすい特性があるため、上部に症状が現れやすい。したがって風邪による病には、鼻つまり・鼻汁、咳などの症状が現れやすい。

(二) 風は善くめぐり数々変ず

風邪による病の多くは、部位的にも時間的にも症状が固定していない。すなわち部位も遊走不定で、時間的にもときに現れ、ときに隠れるといった特徴がある。

そのほか、風邪の侵入を受けた場合には、発病が急であり、変化が速く、容易に他の病変に転化するという特徴がある。

(三) 風は百病の長

風邪は六淫のなかでも主要な発病因子であり、寒・湿・燥・熱などの邪は風邪と合体して体を犯すことが多い。すなわち風寒・風湿・風燥・風熱などの邪となって体を犯す。このように風邪は、発病の先導者であるといえる。

(四) 風は動きやすい

風邪は動きやすいという特徴があることから、風邪が病をもたらしたときには、肢体に異常運動や強直がよく現れる。例えば四肢の痙攣・拘攣・角弓反張（体が痙攣し、後側に弓なりに反らしている状態）・斜頸、旋回運動、顔面マヒなどである。

三. 寒

寒は冬の主気である。冬の気候は寒冷であり、気温が急に下がって寒邪が体に侵入しやすくなる。また冬以外の季節でも雨に濡れたり、急に気温が低下したりして冷えると寒邪を受けやすくなる。

寒邪を受けると外の寒証を引きおこす。寒邪が散らず、長期にわたって体に影響を及ぼして陽気を損傷すると、内臓の寒証となる。

・寒邪の性質と発病の特徴

(一) 寒は陰邪、陽気を損傷しやすい

寒は陰邪である。寒が盛んになると相対的に気は衰え、体内の陰陽のバランスがくずれる。陽気が損なわれて、温煦作用と気化作用が失調すると、寒邪を外へ追い出すことができなくなる。また寒邪が鬱滞すると、悪寒などの症状が現れる。

寒邪が臓腑に直中することもある。例えば脾胃に直中して脾胃の陽気が損なわれると、腹

部の冷え、嘔吐・腹瀉がおこる。心腎に直中すると、心、腎の陽が衰弱し、温煦機能と運化機能が無力となり、疲れ・無力・畏寒・四肢の冷え・下痢・脈微細などの症状が現れる。

（二）寒の凝滞性

寒邪には、体の気血・津液を凝集し、滞らせて、そのスムーズな流れを失調させるという病理的特徴がある。陰寒の邪が体に侵入すると、陽気の温煦と推動作用が抑えられ、経脈の気血が凝滞し、スムーズに流れなくなる。これは「通ぜざれば痛む」（素問・挙痛論篇）といわれる状態であり、これにより多くの疼痛症状がおこる。

（三）寒の収引性

寒邪が侵入して体内の気機が収斂すると、経絡や筋脈が収縮・拘急をおこす。

寒邪が肌表を侵すと、毛竅・腠理は収縮する。また寒邪が血脈に留まると、気血が凝滞し、血脈が拘攣して身体疼痛などの症状が現れる。さらに、寒邪が経絡・関節・筋脈に留まると、四肢の屈伸不利あるいは冷えなどの運動障害の症状が現れる。

四．暑

暑は夏の主気であり、火熱の気から生じるものである。暑邪は盛夏（夏の盛り）だけにみられる。

・暑邪の性質と発病の特徴

（一）暑は陽邪、その性は炎熱

暑は盛夏の時期に、火熱の気から生じるものである。暑邪によりおこる病には、高熱・煩渇・脈洪数大など、火熱が盛んであるためにおこる症状が多くみられる。

（二）その性は昇散、気・津を損傷しやすい

暑は陽熱の邪であり、昇散という特性がある。これが作用して腠理が開くと汗が多く出て津液を消耗する。そのため気が津液とともに外泄して気陰両傷（気と津液とも消耗されること）になると、身熱・口渇・喜飲・あえぎ呼吸・息切れ・脱力感などの症状が現れる。また暑邪が心包に侵入すると、卒倒・四肢の痙攣などの症状が現れる。

（三）湿邪をともないやすい

夏季の気候は温度湿度ともに高い。身体が暑邪を受けるときには、しばしば湿邪を伴う。したがって四肢の脱力感・嘔吐・吐気・下痢などの湿阻（湿の停滞）による症状が現れる。

五. 湿

湿は長夏の主気である。湿気の多い気候また雨に濡れたり長いあいだ湿気の多いところにいることは、湿邪が体に侵入する原因となる。湿邪はしばしば脾の運化機能に影響をおよぼし、湿濁の発生を引きおこす。

・湿邪の性質と発病の特徴

(一) 湿は陰邪、気機を阻害しやすく脾胃の陽気を損傷しやすい

湿は水の性質をもち、陰邪である。湿邪が臓腑経絡に滞ると気機を阻害しやすく、食欲不振、すっきりと排便しない・小便短少などの症状が現れる。

温邪が脾の陽に影響を与えると、脾陽不振(ひようふしん)・運化無力(うんかむりょく)（脾の陽気が弱くなり、運化機能が低下）となり、水湿が停滞して、腹瀉・尿少・腹水・水腫などの症状が生じる。

(二) 湿の重濁性

重濁の「重」とは、字の通り感覚的な重さを表している。湿邪が肌表より侵入すると、四肢がだるいといった症状が現れる。また湿邪が経絡・関節に滞ると、気血の流れが悪くなり皮膚の感覚異常・関節疼痛・運動障害などの症状が現れる。

重濁の「濁」もまた、字の通り汚く不潔という意味がある。ペット中医学では排泄物と分泌物が汚く異常であることを指す。濁の状態になると、耳垢・目やにが多い・臭い・下痢あるいは粘液便・膿血便・小便混濁・湿疹などの症状が現れる。

(三) 湿の粘滞性

湿には粘膩、停滞という性質がある。湿邪には粘滞性があるため、排泄や分泌がスムーズに行われない。また停滞性のために湿邪による病の多くは治りにくく、経過も長引き、くりかえし再発をみることがある（例えば、湿疹・湿痺など）。そのほか、湿邪はまた気機の阻滞を引きおこす。

(四) 下降しやすく、下部を侵しやすい

湿には水の流れのように、下へ向かう、下に注ぐ（下注）という特徴がある。そのため湿邪は体の下部を侵すことが多い。例えば関節の浮腫などの例が非常に多い。また淋症・下痢なども、湿邪下注によっておこる場合が多い。

六. 燥

燥は秋の主気である。燥邪には、口鼻から入り肺と衛分を犯すという特徴がある。燥邪は温燥(おんそう)と涼燥(りょうそう)の二種類に分けられる。初秋には夏熱の余気がまだ残っており、これに燥が加わると温燥となる。また晩秋には冬の寒気が近づき、これに燥が加わると涼燥となる。

・燥邪の性質と発病の特徴

(一) 乾燥性があり、津液を損傷しやすい

燥邪は体の津液を最も消耗させやすい。燥病が生じると口鼻の乾き・口渇・皮膚の乾燥などが現れる。さまざまな部位に亀裂が生じたり、毛に潤いがなくなったり、皮膚がかさつくこともある。

(二) 肺を損傷しやすい

肺はデリケートな臓（矯臓）であり、潤を喜び、燥を悪むという特徴がある。また肺は気を主り、呼吸を主り、鼻に開竅している。燥邪が体内に侵襲する場合は、多くは口鼻より入り、肺を犯しやすい。これにより咳嗽あるいは粘っこい膠痰となる。また痰に血が混じったりし、喘息がおこることもある。

七. 火（熱）

火熱は陽が盛んになると生じる。厳密にいうと火と熱とは異なるものである。一般にいう熱邪は外淫のものが多く、これには風熱・暑熱・湿熱などがある。一方、火は一般には内生の火邪のことであり、これには心火・肝火・胆火などがある。また風・寒・湿・燥などの外邪が長期にわたって体内に鬱していると、これらが変化して火となることもある。外邪が変化して火となったものは「六気により火に化ける」と称されている。また怒・悲・恐などの情緒が過剰になると火が生じることもある。これは「五志により火に化ける」と称されている。火と熱は共通した性質と発病の特徴をもつので一般には区別せずに論じられる。

・火熱の性質と発病の特徴

(一) 火熱は陽邪、その性は炎上

火熱は陽邪であり、陽にはあわただしく動き上へ向かう特徴があり、「炎上」する性がある。そのため火熱による病には、高熱・煩渇・目赤・脈洪数などの症状が現れやすい。

火の炎上という性によって、神明に上擾（上部をかき乱すこと）すると、不眠・狂燥などの症状が現れる。

また火熱が炎上すると、目赤・歯肉の腫れ痛み・口内炎など、身体の上部に火熱の症状が現れる。

(二) 気と津液を損傷しやすい

火熱の邪は、身体の陰津を最も消耗しやすい。そのため火熱の邪を受けると口の乾きがおこり、口渇、水を欲しがる・尿赤短少・便秘などの津液損傷による症状が現れやすい。また火熱の邪は元気を消耗しやすいのでこれを受けると倦怠・脱力感などの気の消耗症状をきたすことが多い。

(三) 生風動血しやすい

火熱の邪が肝陰を消耗させ、筋脈が陰精の濡養を受けられなくなると肝風が生じる。これを「熱極生風（ねっきょくしょうふう）」という。この場合、高熱・昏迷・四肢の痙攣・頸項部の強直・斜頸などが症状として現れる。

また火熱の邪が脈絡を損傷すると、咳血・血尿・血便・皮膚出血あるいは斑疹及びメスの性器不正出血などの出血病症が生じる。

(四) 癰腫・瘡瘍の形成

火熱の邪が深く血分に入り、一定の局所に集まり、血肉を腐食すると癰腫（急性化膿性疾患）・瘡瘍がおこる。瘡瘍がおこったときに現れる局所の紅腫・膿疱は、火熱によるものが多い。

(附) 疫癘（えきれい）

疫癘もまた外来の発病因子の一つである。しかし六淫よりも、強力な伝染性と流行性をもっている。古代文献の記載によると、疫癘はまた瘟疫、疫気、疫毒、戾気、疫邪、異気、毒気、乖戾（かいり）の気（疫毒のような邪気）などともいわれている。

疫癘の発病は急で症状も重篤であり、伝染性が強く流行しやすいという特徴がある。

疫癘の多くは、空気・水・食物・汚染物などを通して、口鼻から体に侵入し、発病因子となる。

第2節　七情

七情とは感情（喜・怒・憂・思、悲・恐・驚の7種類の情志）の変動のことである。

元来七情とは外界事物に対する情緒反応のことであり、通常は発病因子にはならない。しかし突然強い精神的な刺激を受けたり、長期にわたって一定の精神的刺激を受け続けたりするなど、生理的に調節し得る許容範囲をこえてしまうと、臓腑気血の機能失調が引きおこされる。このとき七情は発病因子となり、疾病を発生させる。

ペットは人間社会と共存して、人間の家庭で生活していることにより、動物自身のストレスに加え、飼い主からのストレスも多いと想像される。意外に情志の変化は人間以上ではないかと考えられる。

七情は内傷疾病の主な病因であることが多いともいわれている。

情志活動と臓腑気血の機能には、深いつながりがある。五臓の精気は各種の情志活動の基礎となる物質であるが、過度の情志刺激はこれに悪影響を与える。そのため、五臓の失調をもたらすのである。

例：心は喜を主るが、喜びすぎると心を損傷する。

肝は怒を主るが、怒りすぎると肝を損傷する。
脾は思を主るが、思いすぎると脾を損傷する。
肺は悲憂を主るが、悲しみ憂いすぎると肺を損傷する。
腎は驚恐を主るが、驚き恐れすぎると腎を損傷する。

七情は各臓を損傷させるが、そのなかでも心・肝・脾の三臓を損傷させやすい。とりわけ心の病証が多くみられる。これは心が神志を主る、五臓六腑の大主（臓腑の中に一番である）であり、精神情志の変化はまず心の機能に影響を及ぼして、各臓腑に波及していくからである。

情志が損傷されると、気血の機能と気機の昇降に異常がおこる。臨床上、次のような状況がよくみられる。

一．怒――気が上る

怒りすぎると肝の疏泄機能に異常が生じ、肝気が横逆して上衝する。また血が気に随って逆行し、興奮、凶暴になるほか、昏厥（こんけつ）をおこすこともある。昏厥とは、突然倒れて四肢が厥冷し意識不明におちいる証候のことである。脾胃に気滞ももたらして煩躁・よく吠える・腹の脹満・痩せ・ほてりなどの症状が現れやすくなる。

二．喜――気が緩む

喜びすぎると心気が緩み、心神が緩くなるため、精神を一つに集中できなくなる。甚だしい場合は狂暴など意識の異常がおこる。

三．悲（憂）――気が消える

悲しみすぎると肺気が弱まり意気消沈するようになる。

四．恐――気が下る

恐れすぎると腎気不固になり、気が下に泄して（もれて）二便の失禁がおこる。

五．驚――気が乱れる

突然驚くと心神のよりどころがなくなり、驚き慌ててどうしてよいかわからない混乱状態になる。

六．思――気が結ぶ

思慮しすぎると気機を鬱滞させ、心の気血不足で、脾を損なう。心神が消耗すると不整脈・不眠・多夢などが現れる。脾気を損傷すると運化が弱まり腹脹・食欲不振が現れる。

第３節　飲食、労逸、外傷と痰飲、瘀血

飲食・運動・休息は、ペットが生存し健康を維持していくうえでの基本的条件である。暴飲暴食・過度の運動などは発病因子になる。適量の飲食・適度の運動と休みを行っていると疾病には罹りにくい。

一．飲食失節

脾は運化を主り、胃は受納を主っている。そのため飲食の失節はまず脾胃を損傷する。さらに脾胃の損傷は他の臓腑や組織器官にも影響を与える。飲食の失節には次の３つがある。

（一）飢飽失常

飢餓と過食の２つがある。

飢餓状態になると、栄養失調・気血不足・正気不足・抵抗力の低下がおこり、さまざまな病を引きおこす。

過食とは、食物摂取量や食事の回数が多すぎることを指す。このために脾胃の負担が増大すると、水穀が停滞し、食積や食滞を引きおこす。食積・食滞による消化不良を引きおこす。

また、油っこい物や甘い物を過食すると熱や火が生じやすい。これが悪化すると癰瘡・腫毒などの熱毒病証を引きおこす。

（二）飲食不潔

不潔な食物を摂取したり、あるいは誤って毒物を食べたりすると、消化器疾患・食中毒・寄生虫病がおこりやすい。消化器疾患には腹痛・嘔吐・下痢などの脾胃の症候が現れる。

（三）偏食

偏食は、栄養素のバランスがとれず陰陽失調をまねき、疾病を引きおこす。

味覚的には、酸味は肝、苦味は心、甘味は脾、辛味は肺、塩辛いは腎と密接な関係にある。長期にわたり食生活が一定の味覚に偏ると、臓腑に偏盛・偏衰が現れ、疾病を引きおこす。たとえば消渇など。

また偏食によって生じる病としては、まず刺激の強い食べ物をつづけて与えると、胃腸に熱がこもりやすく、腹の脹満・口渇・水を欲しがる・便秘などがおこりやすい。

飲食が適切であるということは、平素から偏食をせず適度な食事量を保ち、病気のときは制限を守るとともに、食べ物と食器類の衛生に注意が必要である。このようにすれば病が口から入るのを防ぐことができ、同時に体質も頑強になり、病気にうち勝つ体力を養うことができる。

二. 運動習慣

適度な運動は体質を強化する。また十分な休養は疲労をとりのぞき、体力を回復させる。一方、過度な運動や怠惰な生活は発病因子となる。過労は、体力・ストレスの二つに大別される。

(一) 過剰な運動

過激な運動により、疲れがたまり気血を消耗すると、脱力感・痩せなどの症状が現れる。

(二) 過度なストレス

過度なストレスは、心・肝・脾を損傷する。そのために心肝失養となると、不整脈・不眠、イライラなどがおこり、脾気を損傷すると、腹脹、食欲不振・便溏がおこる。

(三) 安逸過度

長期にわたり運動不足の状態が続くと、気血の流れが悪くなり、脾胃の機能も衰える。これは過度の安逸によるものとされる。この場合、食欲減退・無力感・肢体軟弱・精神不振・動くと息切れがおこり、さらに多くの疾病を引きおこすことになる。

三. 外傷

外傷因子としては、打撲・捻挫・骨折・切り傷・虫さされ・火傷・凍傷などがある。外傷後は体内に瘀血が停滞しやすいという特徴がある。

四. 痰飲（たんいん）と瘀血（おけつ）

痰飲と瘀血は、臓腑の機能が失調して体内に生じる病理産物である。これらの病理産物が形成されると、直接または間接的に臓腑や組織に作用して多くの病証を引きおこす。そのため、これらもまた病因の一つとされる。

(一) 痰飲

痰飲は肺脾腎の機能が失調したために、水液代謝に障害がおこって生じる病理的な産物である。

粘稠のものを痰、水様のものを飲といい、一般には合わせて痰飲と称している。痰には、有形のものと無形のものがある。有形の痰とは気道から喀出される痰のことで、無形の痰とは、臓腑・組織・経絡中に停滞している痰のことを指す。瘰癧（るいれき）・痰核（たんかく）（頸部および皮下の数珠状に腫れ、結節など疾患）・腫瘤などの病証は、痰邪によっておこる。ペット中医学では原因不明の病は痰邪によって生じることが多いと考えており、「怪しい病の多くは痰によるものである」といわれている。

痰邪は内では臓腑に停滞し、外では筋骨皮肉に停滞する。飲邪は内では胸脇・胃腸に停滞し、外では肌膚に停滞する。

1、痰飲の形成

痰飲は主に肺の津液を宣発、粛降する機能の失調による水湿の停滞；脾の津液を運化する機能の低下による水湿の停滞；腎陽虚衰による水湿の運化が不調し、三焦の流れが滞りによる水湿が集まることで形成される。

2、痰飲の臨床所見—有形の痰と無形の痰

1）痰証

痰は肺にあり：咳嗽、喘息、痰が多い。

痰は心脈を阻滞：不整脈がみられる；心竅が詰まって、てんかん、昏迷、痴呆となり；痰火は心神に影響：凶暴となる。

痰は胃に溜まって、胃の下降を失和すれば、吐き気、嘔吐、ゲップとなる。

痰は経絡筋骨に停滞：瘰癧、痰核、肢体のしびれ、または半身不随となる。

痰は頭を犯す：てんかん、斜頸、旋回運動となる。

2）飲証

飲邪は腸間に溜まって、腸鳴音が亢進となる。

飲邪は胸脇に溜まって、咳嗽、胸水、唾を出す。

飲邪は胸膈部に溜まって、胸水、咳嗽、喘息、むくみを感じる。

飲邪は肌膚に氾濫すると、関節の水溜り、むくんだ感じがする。

(二) 瘀血

瘀血とは血の巡りが悪くなって臓腑や経絡内に停滞したり、経脈から離れて停留したりするものである。主に血の粘稠、汚濁、循環障害などによって局部や全身の血液循環の障害を引きおこす。

また経絡より血が漏れ組織に溜まる。或は持病で邪気が経絡に入り、組織の増殖や変性で癥瘕（腹腔の腫れなど）、腫塊などが生ずる。

瘀血証は瘀血によって引きおこす証候を指す。すなわち、瘀血によって体の気血陰陽のバランスが崩れ、代謝の失調、組織の障害、内臓機能の異常などをもたらす状態である。

ペット中医学では「久痛入絡」（慢性痛は絡病によるもの）、「久病血瘀」（持病の多くは瘀血がみられる）と呼んでいる。

1、瘀血の形成原因

1）気虚：気虚のために気の推動機能が弱くなり、血の流れが緩慢になると瘀血が形成される。

2）気滞：気滞のために気の流れが悪くなり、血の流れも阻滞されると瘀血が形成される。

3）**血寒**：寒により経脈が拘急し、血が凝滞すると瘀血が形成される。

4）**血熱**：熱の影響をうけて、血中の津液が消耗され、血の運行が悪くなると瘀血が形成される。

5）**そのほかの内傷と外傷**：経脈から離れた血が体内に集まって瘀血が形成されると、局所さらには全身の気血を鬱滞させ、広範囲にわたる瘀血を形成することがある。

2、瘀血の臨床所見

疼痛――多くは刺痛で拒按（きょあん）（触れると痛みが増強）、痛む部位は固定している。夜間に痛みがひどくなる。

腫塊――皮膚の色は青紫あるいは青黄で、腫塊は固定していて移動しない。

出血――紫暗色で血塊が混ざっている。

チアノーゼほか――長く瘀血を患うと舌質は暗紫となり、あるいは瘀斑がみられ唇口および爪は青紫になる。また肌膚甲錯（皮膚が乾燥して粗く光沢がないこと）になり、毛並みは光沢がなくなる。

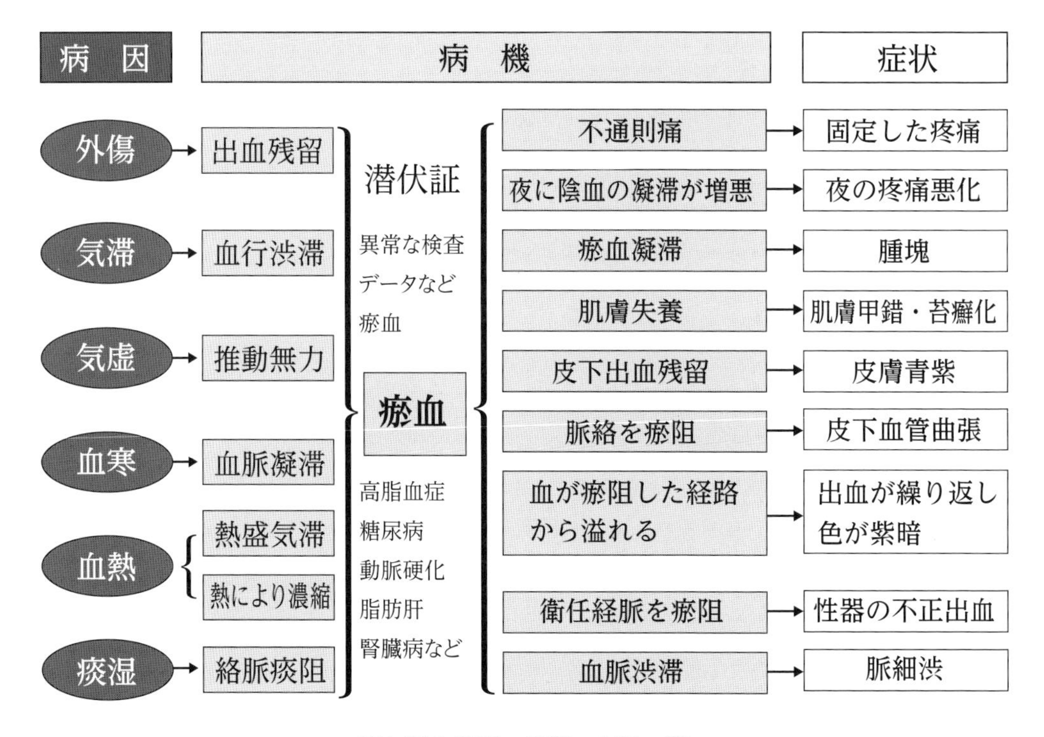

瘀血証の病因・病機・症状一覧

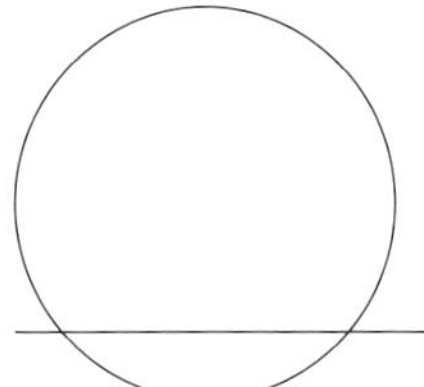

第７章　発病と病機

第１節　発病

体は発病前には健康である状態と考えられる。ペット中医学では、健康とは体内の陰陽のバランスが取れている状態で、体の各臓腑、経絡、気血津液が正常に機能し、精神状態及び周辺環境と調和がとれていることを指す。

疾病の発生・進行・変化は、体質や発病因子の性質と密接な関係がある。健康状態であれば、体の生理機能は相対的なバランスがとれる状態にあるため、疾病の発生はみられない。しかし、ある種の発病因子が生体に影響を及ぼし、生理活動が一定以上の変調をきたすと、この相対的な平衡状態が失調して疾病が発生する。

一．正虚と邪の侵入は発病の重要素因

疾病発生については次の二つの要素が関与している。

一つは体自体の機能失調、すなわち正気の衰弱であり、もう一つは邪気が生体に与える影響である。

正気とは生体の臓腑・経絡・気血の機能を正常に保ち、病邪に抵抗し損傷を回復させる能力を指している。

邪気とは各種の発病因子を指すものである。疾病の発生や進行変化は、一定条件下での邪正闘争の反映であるといえる。

二．正気と邪気の発病機序

正気と邪気の二つの要素の中でより大きな要素を占めるのは、正気の強弱である。体の正気が旺盛であれば抵抗力も強く、病邪は簡単には生体に侵入できない。したがって疾病はおこりにくい。これに反して正気が衰退して抵抗力が弱っていると、病邪が体に侵入しやすくなり、疾病を発生させる要因となる。

しかし正気の抵抗力にもある程度の限度があるため、正気に衰退かみられなくとも、強力な邪気が体を襲ったために発病を免れない場合がある。例をあげると疫痢や外傷などがこれにあたる。したがって疫痢の予防には、正気を旺盛に保つばかりでなく、隔離や消毒によって強力な伝染性をもつ邪毒の気を避ける必要がある。

したがって次の要素は発病に大きく影響する。

- 正気の衰弱、あるいは邪気が体を犯す。

- 正気とは、病邪に抵抗し体の損傷を回復させる能力、気血津液の充実さ、各内臓の働きの強さ。
- 邪気とは各種の発病素因のことをいう。
- 最も重要と思われるのは正気の強弱である。体の正気が旺盛であれば抵抗力も強く、病邪は簡単には体に侵入できない。
- 正気が弱くなると、抵抗力も弱っていき、病邪が体に侵入しやすくなる。
- 異なる邪気によって異なる病証を引きおこす。風邪によるものは「風証」、寒邪によるものは「寒証」、湿邪によるものは「湿証」、熱邪によるものは「熱証」などになる。

三. 発病に対する体質の影響

体質とは生れ付きの先天の素質に、生まれた後の成長過程や環境の影響を加えて構成されるものである。体質は相対的に安定するものであるが、可動性もあり、成長する過程に変化することができる。

ペット中医学では体質は生体の臓腑機能が正常かどうか、気血津液の充実度、陰陽のバランスが保たれているかなどを反映するものである。

体質の形成にあたって母体にいるときの養生は極めて重要と考える。養生がよければ、生まれる子供の体質もより強いものであり、養生がよくなければ、弱い子供が生まれる。よって、先天の養生が重視される。

しかし、生まれてからの養生も体質の変化に影響を与えている。生まれてからの養生環境がよければ、よい体質の生体ももっと強くなれる。弱い体質の生体も徐々に強くなることがある。養生がよくなければ、老化が速く進む。よって、ペット中医学の養生法を参考にしてペットの長寿と健康に寄与することができる。

もちろん、いったん体質が形成されると相対的に安定しているので、体質の増強も長期的な過程になる。

一般的に、ペット中医学では体質を次のように分類されている。

陽盛体質：熱がり、吠える声が大きい、便秘傾向。脈は大。
陰盛体質：寒がり、吠える声が低調、便溏（かたちにならない軟便）傾向。脈は遅。
陽虚体質：畏寒、冷え性、四肢が冷たい、下痢傾向。脈は沈遅。
陰虚体質：ほてり、痩せ、煩躁、軟便。脈は細数。
気虚体質：疲れ、脱力感、食欲不振。脈は無力。
血虚体質：疲れ、貧血、爪割れ、脱毛しやすい。脈は細弱。
痰湿体質：肥満体型、痰が多い、吐き気、浮腫み。脈は滑。
瘀血体質：色素増加、腫瘍が発生しやすい、痛み、瘀斑、舌下静脈怒張。脈は細渋。

その中に、陽盛と陰虚の体質の生体は熱証になりやすい。陰盛と陽虚の体質の生体は寒証になりやすい。痰湿の体質の生体は湿証になりやすい。

第２節　病機

病機とは疾病の発生・進行および変化における病理の機序（メカニズム）のことである。

一．正邪盛衰（せいじゃせいすい）

（一）正邪盛衰と虚実の変化

邪気と正気の闘争の状況が、疾病の虚実の属性を決定する。そして正邪の相互闘争には必ず盛衰があり、局面に応じて変化する。一般的に正気が増大すると、抵抗力が増し、邪気との闘争も激しくなる。最終的に正気が勝つと邪気は衰退する。反対に正邪抗争の結果、邪気が増強して正気に勝つと、正気は衰退し虚証となり、それにつれて抗争は激しさを欠くようになる。このように正邪の盛衰にもとづいて、病態には虚実という異なった病機と証候が反映してくるのである。このことを『素問』通評虚実論では「邪気盛んなれば実、精気奪すれば虚」と述べている。

1、実証

実とは、邪気が亢進した証であり、邪気の旺盛さが病理的に反映したものである。実証の場合、邪気だけでなく、正気も比較的旺盛で抵抗力も強いため、正邪の抗争は激しくなり、症状もはっきりした形で出現する。実証は、外感六淫による疾病の初期・中期および痰・食・水・血などが体内に停滞しておこる病証によくみられる。

2、虚証

虚とは、正気不足が病理的に反映した証である。虚証の場合は邪気に対する正気の抵抗力は低下しているため、邪気と正気のあいだに激しい抗争はみられない。虚証は虚弱な人、または疾病の後期や多くの慢性病証、さらに誤治によって正気を損なう病証にもよくみられる。

3、正邪盛衰（邪気と正気の比較）

正邪抗争の消長盛衰の変化は、疾病進行中の虚実証候の転化をもたらす。

例えば、疾病初期で実証であるものに適切な治療が行われず、病邪が停滞して疾病が長引くと正気が損傷し病証は虚証に変わることがある。また疾病の初期には正気不足で邪気をとりのぞく力がなく虚証を呈すものであっても、治療により正気が回復し、邪気との抗争が激しくなると、病証は実証に変わる。そうして最終的には病邪を取り除くことができる場合もある。

しかし疾病は、極めて複雑な経過をたどるため、邪気と正気の抗争も虚証か実証のどちらか一方に限定された形では出現しない場合も多い。虚実錯雑（きょじつさくざつ）・真実仮虚証（しんじつかきょしょう）・真虚仮実証（しんきょかじつしょう）などがそうしたケースである。

虚実錯雑証とは正気不足の虚証と邪気盛の実証が同時にみられることである。虚中挟（きょちゅうきょう）

実証（虚の体質に実邪がある）・実中挟虚証（実の病気であるが、虚の部分がみられる）・虚実併重証（実と虚の病態が同時みられる）の区別がある。虚中挟実証の例をあげて説明すると、気虚証となって、気の推動作用に影響が及び血の運行がさまたげられると、瘀血（実証）を伴う気虚血瘀証を形成することがある。

次に真実仮虚証とは、実際には実証であるのに、実邪が鬱積して経絡が滞り、気血が体表まで達しなくなって、虚証に似た仮象が出現するというものである。

また真虚仮実証とは、実際には虚証であるが、疾病がある段階にさしかかったときに、実証とも思える仮象が出現するというものである。

以上のように疾病の虚実は非常に複雑なので、臨床にあたっては、疾病全体を細かく観察・分析し、正確に邪正闘争の状況を把握して治療にあたることが必要である。

(二) 正邪盛衰と病の予後

- 正気が勝つと、邪気が次第に弱くなる。予後はよい。
- 邪気が勝つと、正気が次第に弱くなる。予後はよくない。

二. 陰陽失調

各種の発病因子が、体内における陰陽の平衡を失調させると、陰陽失調がおこる。陰陽失調には、臓腑・経絡・気血・営衛などの相互関係の失調、表裏出入や上下昇降などの気機の失調などがある。陰陽失調は病理的に複雑な変化をみせ、臨床的には陰陽盛衰(陰陽の傾きによってどちらが目立っている状態である)、陰陽互損（陰陽がたがいに損傷をあたえ、両方とも屈してしまう)、陰陽格拒（陰陽のどちらが極端に盛りとなり、もう一方を排斥すること)、陰陽亡失（体内の陽気や陰液が急速にして失われる重篤な状態）として現れる。これらのなかでは、陰陽の偏盛と偏衰が名種疾病の基本となる病理変化であり、この変化は疾病の寒熱の変化として現れる。

(一) 陰陽の偏盛によって生じる寒熱証

陰陽の偏盛によって生じる寒証および熱証は、どちらも実証（実寒証、実熱証）である。

陽性であれば、実熱証になる。『素問』調経論「陽盛なれば外熱になる」。発生する原因として温熱の邪気の侵入、肝鬱からの化熱、食滞・痰湿からの化熱などが挙げられる。臨床では発熱、口渇、目が赤い、便秘、冷たいものを欲しがるなどが認められる。陽盛が進行していくと、陰液の消耗は激しく徐々に陰虚証になる。

陰盛であれば実寒証になり、『素問』調経論「陰盛なれば内寒になる」。発生する原因として寒邪の侵入、体は過度に冷やされるなどが挙げられる。臨床では寒の症状が多くみられる。悪寒、震え、温かいものを欲しがる。四肢の冷えなどが認められる。陰盛が発展していくと、陽気の損傷が激しく最終的に陽虚証になる。

(二) 陰陽の偏衰によって生じる寒熱証

陰陽の虚弱によって生じる寒証および熱証は、どちらも虚証（虚寒証、虚熱証）である。

陽虚であれば、虚寒証になる。『素問』調経論は「陽虚なれば外寒になる」と述べている。発生する原因として先天不足、ないし後天の不養生によって陽気が損傷される。臨床では畏寒、冷え性、疲れ、脱力感、食欲不振、便溏などが認められる。陽虚証は、脾、腎の症状は多くみられる。

陰虚であれば、虚熱証になる。『素問』調経論に「陰虚なれば内熱になる」とある。発生する原因は先天不足、ないし後天の失養、慢性疾患、ストレスなどによって陰液の消耗が激しいなどが挙げられる。臨床ではほてり、興奮しやすい、痩せ、口渇、便秘などが認められる。陰虚証は、肝、腎の症状が最も多くみられる。

(三) 陰陽両方でも損傷する（陰陽互損）

陽気の損傷は最後に陰の損傷にもつながる。陽気の不足によって陰液の生成不足につながるためである。

陰液の損傷は最後に陽の損傷にもつながる。陰液の不足によって最終的に陽気を載せるものが足りなくなり、陽気が散らしていくためである。

陰陽両方を損傷していけば、最終的に陰陽両虚になる。

(四) 仮性寒熱証

1、真寒仮熱の病機と症状

陰寒の邪が勢いを増し、身体の内部に停滞すると、陽気は追われて体表部に浮きあがってしまう。そのために陰陽の気が交われなくなって真寒仮熱証を引きおこす。この場合の症状は陰寒内盛のそれとは異なり、煩渇・大脈などの仮熱の症状が現れる。

2、真熱仮寒の病機と症状

熱邪が旺盛となり体内の深部に潜伏すると、陽気は内部に閉じこめられて身体の体表部に達することができなくなる。その結果真熱仮寒証を引きおこす。この場合の症状は陽熱のそれとは異なり、四肢の厥冷・遅伏脈など仮寒の症状が現れる。

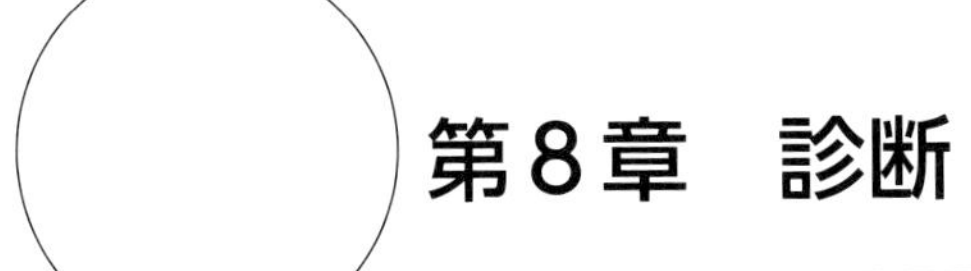

第8章　診断

ペット中医学診察方法の基本は望、聞、問、切という四診である。

- 目でみる。
- 匂いなどを嗅ぎ、声を聴く。
- 飼い主に発病の経緯、症状変化を聞く
- 上記の手法によって個体の診察時の病理変化をはかる方法で、「四診合参（ししんごうさん）」（四診の内容を合わせて診断を下すこと）とも呼ばれている。

四診は不調のペットを診察する際に用いる望、聞、問、切という四つのペット中医学診察方法である。動物体は一つの有機的な総合体であり、体内の病理変化は臨床上必ず異常な現象として現れる。それらの異常変化に対し色、形態などを観察し、声を聞き、症状を飼い主にたずね、脈、腹部、手足、皮膚などを触る診察方法を用いて、いろいろな角度から患畜の各臓腑、部位の総合的な病理変化を綜合してより正確な診断が得られる。このような診察方法はいわゆる「四診合参」といわれ、ペット中医学の独特な診察方法である。

四診のそれぞれの内容としては次に簡単に述べる。

望診では、患畜の神、色、形態、舌、および頭、五官、皮膚、分泌・排泄物などを観察し、病情を判断する。

聞診では、臭覚、聴覚を利用して声、言葉、呼吸、匂いなどを判断する。

望診
目で観察する診察方法
有神無神、五官、体の姿勢と動き、皮膚、毛並み、舌、肉球と爪、二便など

聞診
嗅覚と聴覚による診察方法
呼吸、咳、体臭、排泄物の匂いなど

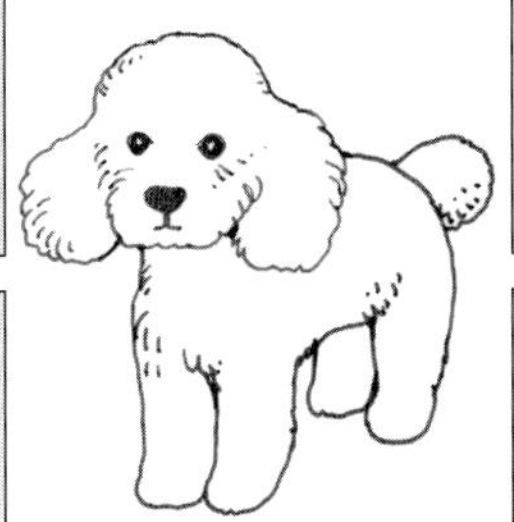

問診
飼い主に問うことによる診察方法
病気の状態、きっかけ、気になる症状、生活環境、治療経過、症状の変化、既往歴など

切診（触診）
直接手で触る診察方法
脈診、腹診、冷え、皮下腫瘤、関節の運動状態など

- 診断時のキーワード

全体観。

病をみるか。

病をもつペットをみるか。

自然・人間環境の中にいる、病をもつペットをみるか。

第1節　望診

目で観察する診察方法——体に現れる種々の症状を観察し内臓の病変を判断する。

望診の内容：

- ペットの有神無神・形体・姿勢・体位・五官・毛並み・皮膚・排泄物・舌像、肉球と爪などをみる。生体の変化を視覚により観察し、内臓の病変を推測し、疾病の状況を知る診察法である。
- 望診のポイント：全身から局部；頭部・顔面から四肢・体幹；重点は神、色、舌、毛並み、肉球である。
- 問診と関連して望診を行う。

一. 望神（ぼうしん）

(一) 望神とは

望神とはペットの精神状態、意識がはっきりしているか否か、動作に調和がとれているか、反応は鋭敏であるかどうかなどの状況を観察することである。特に「目」は五臓六腑の精気が注ぐところで、望神に際して目の観察は重要である。

(二) 得神と失神

観察ポイント	得神	失神
目	目が活発に動き、輝く、目力がある	目が輝きを失い、瞳に生気がない、うつろに凝視、動きと反応も遅鈍
吠え声、呼吸	吠え声が元気で、呼吸が自然	吠え声が無力、呼吸が弱々しい、ないし荒い呼吸
体系と動き	筋肉が有力、動きが自由自在	ひどく痩せ、動きが遅鈍。あるいは無意識の動作がみられる
意識	精神状態が正常、反応も鋭敏	反応は鈍い、意識朦朧
臨床意味	正気の損傷は激しくない、臓腑機能はより健康的、病情が軽い、予後がよい	正気が損傷され、臓腑機能が衰弱、病情がひどい、予後がよくない

1、得神（とくしん）（有神ともいう）——ペットの目が活発に動き、輝く、反応も鋭敏で吠え声が明朗な状態。

2、失神（無神ともいう）——ペットの眼光が暗く、瞳に生気がない、また精神状態がおもわしくなく、反応が鈍い、呼吸が弱い、甚だしい場合は意識が昏迷して、失禁するなどの状態を表す

3、仮神——長く病気を患っている場合や重症で精気が極度に衰弱している場合によくみられる。例えば、以前は、声も低く、弱々しかったものが、突然活発になる。あるいは精神が極度に衰退し意識のはっきりしなかったものが、急に元気にみえる。これらは「仮神」といわれ、陰陽がまさに離れようとしているとき

におこる現象ととらえられる。

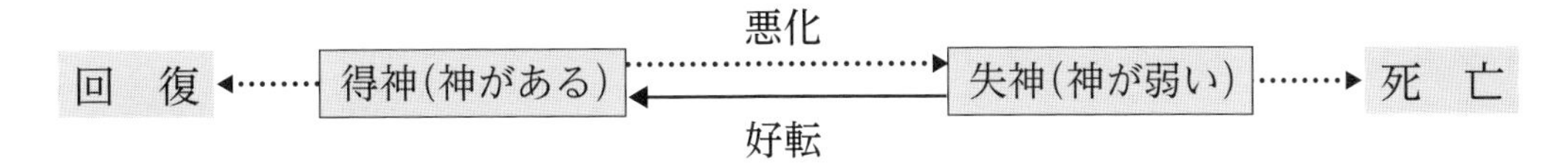

二. 形体と動きの望診

(一) 体型

肥満——痰湿が多い；痩せ——気血不足、脾虚。

(二) 動き

- 動的なものは陽証に属し、逆に静的なものは陰証に属す。
- 元気がない——陽気不足。
- 痩せこけていて、皮膚が乾燥している——陰血不足。
- よろよろしている——気虚または気血不足。
- 興奮し、あまり寝ない——陽・熱・実の証。
- 寝ている時が多い——陰・寒・虚の証。
- 涼しいところにばかりいる——熱証。
- 寒がり丸くなって身を縮めている——寒証。
- いつも息切れしている——肺虚あるいは腎不納気。
- よくあえぎ呼吸気が上逆するもの——心陽不足による水気凌心（すいきりょうしん）（水湿により心の陽気が弱くなる）あるいは内に痰飲がある。
- 急性熱病で震えている——動風による発痙（痙攣発作）の前兆。
- 久病で震えている——気血不足により経脈が栄養分を失ったためと考えられる。
- 四肢の痙攣または手足がひきつり関節を曲げられない——内風、または肝病による筋急あるいは寒凝筋脈（かんぎょうきんみゃく）（寒邪によって筋脉の流れが滞る）や血液損傷による筋脈の栄養不良。
- 四肢が軟弱で力がなく、動作が鈍い——痛み、痿証。
- 震え、半身不随、旋回運動しているなど——中風。
- 左右どちらか半身の手足に疼痛があり筋肉が萎縮している——風邪により血が消耗し、正気が虚して邪が留っていることが多い。

三. 頭と五官の望診

(一) 頭

主として頭の形状と異常な動きがないかを観察する。

- 大泉門が陥没——虚証。
- 大泉門の閉鎖が遅く、ないし空いているまま——水頭症。
- 頭や首が安定していない——腎気不足による発育不全。

- 頭部を固定した状態が保てない——風証。
- 斜頸——痰湿による内風。
- 顔面麻痺——中風、経絡阻滞。

(二) 目

まず目を観察し、さらにその外形・色・動きなどの変化にも注意をはらわなければならない。

- まぶたが赤く腫れている——肝経の風熱。
- 眼窩が微かに腫れている——水腫、痰湿。
- 目じりの赤いただれ、目やに、涙やけ——湿熱。
- 白目が黄色く染まっている——黄疸。
- 結膜が充血している——諸経の熱。
- ドライアイ、視力低下——血虚、肝腎不足(かんじんふそく)（肝と腎の機能低下）。
- 両目の上視、うつろに凝視している——肝風あるいは内風の前兆。

(三) 耳

健常な耳介は健康的な肌色である。

- 耳介が黄色・白色・黒色・青色などを呈している——病色に属す。
- 耳介が薄く白あるいは黒い——腎精が損傷している場合が多い。
- 腫れ・耳垢——湿熱・熱毒証。

(四) 鼻

- 清涕（透き通った鼻水）——寒証。
- 黄色く濁った鼻水——熱証。
- 長期にわたり濁った鼻水、膿液——熱毒。
- 鼻翼の煽動——肺熱あるいは腎肺の精気が衰えて喘息がおこっているときに多くみられる。

(五) 口

- 歯茎の出血、腫れ、口臭——胃熱、熱毒。
- 歯が抜ける——腎虚。
- 呼吸は速く力強い、黄色い痰が伴う——熱証。
- 速く弱々しい呼吸——虚証（心肺）
- ネバネバする唾液——脾胃湿熱(ひいしつねつ)（脾胃に湿熱の邪がある）。
- 唾液が溢れる——脾胃虚寒(ひいきょかん)（脾胃の機能低下、胃腸が冷やされる）。

四. 排泄物の望診

排泄物には、痰涎・吐物・大小便・鼻水・涙などが含まれる。

- 排泄物が薄くて澄んでいる——寒証。
- 黄色く濁って粘稠——熱証。

五. 皮膚と毛並みの望診

皮膚病の場合は発疹の特徴と部位、毛並み、並びに皮膚質感をチェック

(一) 観察ポイント

- 発疹の色調（赤、皮膚色、白、褐色、黒など）。
- 大きさと形、数と配列特徴（単発か多発か、線状、環状、蛇行状、不規則など）。
- 硬さ、表面の性状（平滑、ドーム状、境界の明確性、陥凹など）。
- 部位（露出部、被覆部、顔面、頭部、体幹、四肢、対側性など）。
- 経過（急性、慢性、再発など）、掻破痕など。
- 患部以外の正常な皮膚部位も観察する（潤い、毛並みのツヤなど）。
- 毛並み：質と色の変化、例えばツヤ、潤い、脱毛、鱗屑の有無のチェックが必要である。
  ツヤがない——気血不足、または瘀血。
  潤いがない——陰虚、または血虚。
  毛が薄く、抜けやすく、質は乾燥、脱毛——精血不足。

(二) 皮膚症状のペット中医学的判断

- 紅斑——血熱。
- 丘疹——風熱、血熱。
- 結節——赤い結節は血熱、暗紅色結節は瘀血、皮膚色結節は痰湿。
- 水疱、びらん、滲出——湿熱。
- 膿疱、紅皮症——熱毒。
- 痂皮——滲出性痂皮は湿熱、血痂は血熱、膿痂は熱毒。
- 鱗屑——血虚風燥（けっきょふうそう）（血虚によって皮膚の乾燥症状）；炎症を伴う場合——血燥（血虚で乾燥、虚熱の症状）。
- 苔癬化——血虚風燥、紅斑を伴う場合は血熱風燥（けつねつふうそう）（血熱と乾燥、熱の症状がみられる）；硬い苔癬化は瘀血。

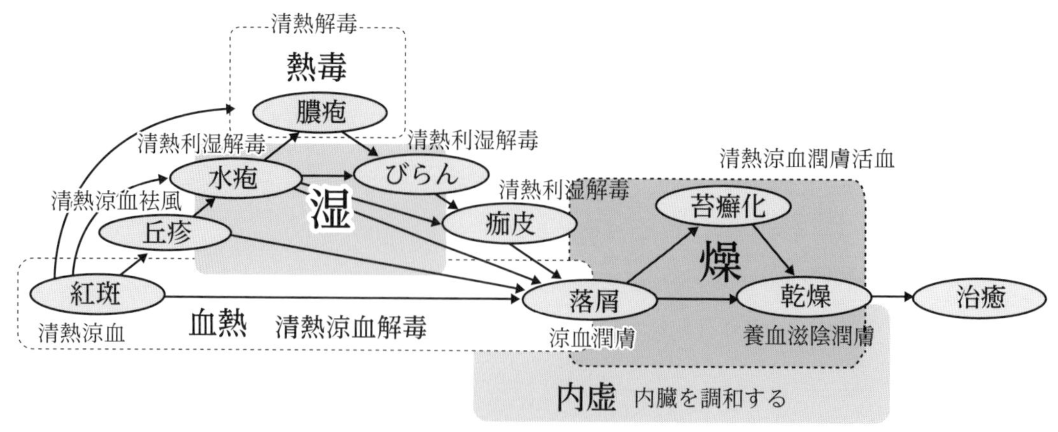

ペット中医学における皮膚症状

六. 舌診

舌を望診することを舌診という。

(一) 舌と臓腑との関係

舌は経絡を通じて直接・間接的に他の多くの臓腑とも関連している。このため臓腑の精気は舌に現れ、その病変もまた舌象の変化として現れる。

ペット中医学の舌診では、舌を舌尖(ぜっせん)・舌中・舌根・舌辺の四つの部分に区分し、それぞれ心肺・脾胃・腎・肝胆と関連させている。

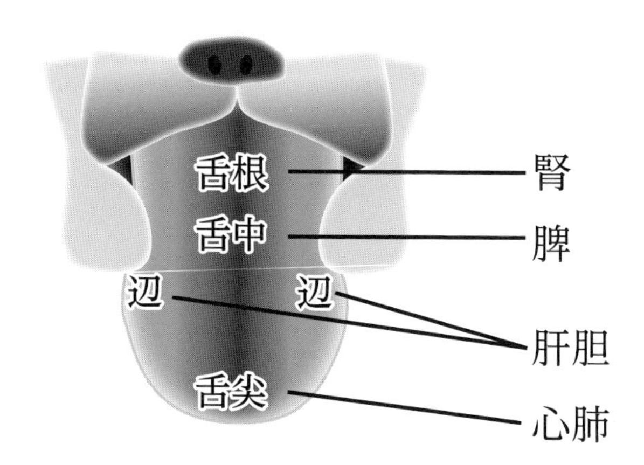

(二) 舌診の臨床意義

舌象の変化には、体の気血の盛衰、病邪の性質、病位の深さ、病状の進退状況が反映されており、舌診によって疾病の変化と予後をも判断できる。

舌質と舌苔の異常は、それぞれ異なった角度から病理状態を反映している。陰陽のバランス、気血津液の充実度、内臓の虚実を判定するには、舌質の観察に重点をおき、病邪の深さと胃気の存亡を知るためには、舌苔の観察に重点をおく。

1、正気盛衰の判断

- 舌質紅潤——気血旺盛。
- 質淡白——気血虚衰。
- 薄白苔で潤——胃気旺盛。
- 舌光で苔がない——胃気の衰退あるいは胃陰の損傷。

2、病位の深さの見分け：邪気の性質および病位の深浅を舌苔の厚さと舌質の色からも判断できる。

- 薄苔——疾病が初期段階、病位はまだ浅い。
- 苔の厚いもの——疾病が裏に、病位が深い。
- 舌質が絳——熱が営血、病位がさらに深く、病状がさらに重い。

3、病邪の性質の区別

- 黄苔——熱。
- 白苔——寒。
- 膩苔（じたい）——食積や痰濁。
- 舌質に瘀点や瘀斑、舌下の静脈怒張——瘀血。

4、病勢の進退の判断：舌苔には、正邪の盛衰と病位の深浅が反映している。

急性熱病の場合、舌苔の観察は、きわめて重要な意義をもつ。

- 舌苔が白から黄に変わり、その後黒に変化——病邪が表から裏へ、病が軽から重へ、寒から熱へと変化した。
- 舌苔が潤から燥へと変化——熱が盛んなために津液が損傷した。
- 舌苔が燥から潤に、厚から薄へと変化——津液が再生され、病邪がしだいに退いている。

（三）舌診の方法

舌診では、主として舌質と舌苔の変化を観察する。

舌質とは舌の肌肉・脈絡組織すなわち舌体の性状である。

舌苔は舌体の上に付着している一層の苔状のものであり、胃気によりできる。健康状態では舌体が柔らかく、動きが自然で色は淡紅色、舌面には粒が均等で適度な湿り気のある薄い白色の舌苔がある（淡紅舌薄白苔）。

舌診に際しては、できるだけ自然に舌を口の外に伸ばし、舌尖はやや下に向け、巻きこんで縮めたり、必要以上に力を入れたり、舌を伸ばさないようにした方がよいが、ペットの診療では難しい場合があり、無理に出させると変色するので、要注意である。場合によっては、自宅で飼い主に舌の写真を撮ってもらう方法も考えられる。

舌診するときにまず舌苔の有無・厚さ・腐膩（ふじ）・色ツヤ・潤いなどの状況を観察し、次に舌体の色ツヤ・斑点・太さ・堅さ・動きなどの状況をみる。部位的には舌尖から舌根へとみていく。

(四) 舌診の所見

1、舌質

舌質の色と形態の異常を観察する。

1）舌色

- 淡舌：正常な舌色より淡白なもの。
  淡舌――陽気虚弱や気血不足・虚寒証・血虚証など。
- 紅舌：正常より紅みの強いもの。
  紅舌――熱証（実熱証・陰虚内熱証）など。
- 絳舌：舌色が深紅色のもの。
  重症の内熱。
  絳舌――外感熱病では熱が体に深く入り込んでいる。
  多くは陰虚火旺（陰虚によって虚熱がみられること）。
- 紫舌：舌質の色が紫のものには、寒と熱の二つのケースがある。
  色が深い紫で、乾いて潤いのない――邪熱が強すぎることによる陰液が損傷され、血気がふさがり滞っている徴候である。色が薄紫あるいは青紫で湿潤――陰寒の邪が強く、血脈の流れが滞る。舌に紫色の斑点――血瘀（瘀斑、瘀点）。

2）舌の乾燥具合と形

舌の栄枯、老嫩（堅さ）および形態異常の変化を観察する。また舌体の厚さ、大きさ、裂紋や歯痕、芒刺の有無なども観察する。

- 舌体が明るく潤――栄であり、津液が充足。
- 舌体がカサカサしている――枯であり、津液が損なわれている。
- きめが粗く、形が堅く縮まり、色が灰色――老であり、実証・熱証。
- きめが細かく、ふっくらと肥満し弱々しい舌質――嫩であり、虚証・寒証。
- 胖大舌は正常な舌体より厚くて大きいもの――水湿によるものが多い。
  舌体が胖嫩で、舌質淡――脾腎の陽気が虚弱し、津液の運化失調により水飲や痰湿が停滞している。
  舌体が口いっぱいに腫脹し、深紅色――心脾熱盛(心と脾経に熱がある)。
- 痩薄舌：舌体が痩せて薄いもの――陰血が虚し舌体を満たしていない。
  舌質が淡――気血両虚。
  舌質が紅絳で乾く――陰虚火旺。
- 裂紋舌：舌の表面にはっきりとした亀裂のあるもの。――これは陰液を損傷するためにおこるものが多い。
  舌質が紅絳で裂紋――熱が強く、津液が損傷や陰精の虚損が激しい。

舌質が淡で裂紋――血虚。

- 歯痕舌：舌体のふちに歯のあとがみられるもの。これは舌体が、胖大し歯に圧迫されるためにおこる。このため歯痕舌は胖大舌と同時に現れる――脾気虚あるいは湿盛。
- 芒刺舌：舌体にとげ状の隆起が認められる。

芒刺が乾く――熱邪が強い。部位により、邪熱がどの臓腑にあるかを知ることができる。

舌尖に芒刺――心経に火熱がある。

舌辺に芒刺――肝胆経に熱がある。

舌中央に芒刺――胃・腸に火熱が籠っている。

2、舌態

主として舌体の動きを観察する。

- 強硬舌：舌体が強直して、スムーズに動かない場合（舌強）――熱が心包に入り痰濁あるいは熱邪が強く、津液が消耗されるケース（外感熱病）。雑病では中風の徴候であることが多い。
- 痿軟舌：舌体が軟弱で力がなく、滑らかに動かせない。
  舌痿――気血または陰液がかなり虚している。
  久病で舌淡、かつ痿軟――気血両虚。
  舌絳で、痿軟――陰液が損傷されている。
  新病で舌が乾き紅かつ痿軟――熱が強く、津液が消耗されている。
- 顫動舌：舌体が震えて止まらないもの。
  久病で舌体顫動――気血両虚または陽気虚弱。
  外感熱病でみられる――熱極生風（熱邪が強すぎて痙攣など風の症状がみられる）あるいは虚風内動（血虚、肝腎の虚弱などによって震え、痙攣など風の症状がみられる）。
- 吐弄舌：舌が伸長し弛緩している状態。舌を微かに口外に出したかと思うとすぐ口内にもどしたり、舌で唇の上下や口角の左右をなめたりすることを弄舌という――心と脾経に有熱が籠っている。
- 歪斜舌：舌を伸出したときに左右一方にゆがむもの――中風、風痰湿または中風の前兆。
- 短縮舌：舌体が縮まって口外に伸出できないもの。これは重篤な証候である。
  舌が淡または青色で湿潤し短縮――寒邪によって筋脈が縮む。
  舌胖で短縮――痰湿。
  舌紅絳で乾き短縮――熱が旺盛で津液が消耗される。

3、舌苔

舌苔は胃気によって上蒸して生じたものである。健康な舌には一層の薄白苔があり、適度に湿潤している。これは胃気が正常であることを示している。病的な舌苔は、胃気と邪気の盛衰に影響されて現れる。舌苔の診察は、苔色と苔質の二つを観察する。

1）舌苔の色

舌苔には、主として白・黄・灰・黒の四色がある。

白苔：表証・寒証によくみられる。

- 薄白苔は、本来は健康状態の舌苔である。外邪を受けても病がまだ表にとどまっている場合である。
- 舌質淡舌苔白は裏寒証によくみられる。

黄苔：熱証・裏証によくみられる。

- 苔色の黄色が深いほど――熱邪が旺盛。
- 淡黄色は軽く、深黄色は熱が重く、焦黄色（焦げたような黄色）――熱結。
- 外感病で苔が白色から黄色に変化――表邪が裏に入り熱化した。
- 黄苔は熱証・裏証によくみられるので、紅絳舌と一緒にみられることがある。
- 舌質が淡胖嫩でかつ舌苔が黄滑潤――陽虚による水湿の運化機能低下。

灰苔：裏熱証や寒湿証によくみられる。

- 灰苔と黒苔が一緒にみられることがある。灰苔は白苔から変化することもあるし、黄苔と一緒にみられることもある。
- 灰苔でかつ潤――寒湿内阻または痰飲内停。
  灰苔で乾く――熱感傷津または陰虚火旺。

黒苔：裏証、熱極または寒盛にみられる。

- 黒苔は、灰苔または焦黄苔から発展して生じる場合が多く、重症な段階によくみられる。
- 黒苔でかつ乾燥して亀裂があり、あるいは芒刺ができているもの――熱が極めて強く、津液が消耗されている。
- 黒苔でかつ潤滑――陽虚があり寒邪が旺盛。
- 灰苔と黒苔における寒熱の鑑別ポイントは、舌の乾燥と潤滑をみること。

2）苔質

舌苔の厚薄（こうはく）・潤燥（じゅんそう）・膩腐（じふ）・剥脱（はくだつ）・有根（ゆうこん）と無根（むこん）などを観察する。

厚薄（こうはく）

- 苔質の厚薄は、「底がみえる」ものを薄、「底が見えない」ものを厚とする。
- 底が見えるとは、薄い舌苔を透してぼんやりと舌体が見えることである。
- 舌苔の厚薄は、病邪の程度や病状の進退の程度を知る助けとなる。
- 疾病の初期で病邪が表にあり病状が軽い――舌苔は薄。
- 病邪が裏に入り病勢が盛んであれば、または内に食積（しょくせき）や痰湿（たんしつ）が滞り――舌苔は厚。
- 舌苔が薄から厚へと変わる――病邪が表から裏へと移り、病状は軽症から重症へと変化する。
- 舌苔が厚から薄へと変わる――邪気が衰えるか裏から表へと出てゆき、病状は重症から軽症へと変化する。

潤燥：正常な舌苔には津液によって滋潤されて適度な潤いがある。

- 舌苔が乾燥しているものを燥苔という——熱邪が旺盛、津液が不足または陰液の消耗。あるいは陽気虚のために津液を上に昇らせ舌に分布することができず、燥苔となるものもある。
- 舌苔が水分過多、触るとつるつるして湿っているものを滑苔といい、水湿が停滞の証によくみられる。
- 舌苔が燥から潤へと変わる——熱邪がしだいに退いているか、津液がしだいに回復している。
- 舌苔が潤から燥へと変わる——津液が損傷し熱の勢いが強いか、邪が熱化したことを示している。

膩腐

- 舌面が一層の粘膩物（ねっとりした苔）でおおわれ、顆粒は細かく緻密であり、剥離しにくいものを膩苔という。これは痰飲・湿温などの病証によくみられる。
- 腐苔は苔質の顆粒がやや大きく、柔らかくて厚みがあり、あたかもおからが舌面に積もったようで、剥離しやすい。食積・痰濁などの病証によくみられる。

剥落

- 苔の有無とその変化は、正邪抗争の現れである。
- 舌苔が突然剥落し、舌面が鏡のように滑らかなものを光剥苔または「鏡面舌」という——胃の陰液が損傷され・胃気が虚弱する場合がみられる。
- 舌苔が全部は剥落せず、剥離したところが光滑で無苔なものを「花剥苔」という——胃の気陰両傷。花剥でかつ膩苔——痰濁がまだとれておらず、正気も損傷している。

有根と無根

- 舌苔が舌面にしっかり付着して剥離しにくく、あたかも舌面から根が生えているように生じているものを有根苔または真苔という。
- また舌苔が舌上に浮いたように付着し、剥離しやすく、舌上から生じたように見えないものを無根苔または仮苔という。
- 舌苔の有根・無根を観察することは、正邪の虚実胃気の有無を見分けるうえで重要な意義がある。
- 有根は実証熱証にみられ、胃気があることを示している。
- 無根は虚証、寒証にみられ、胃気が衰えていることを示している。

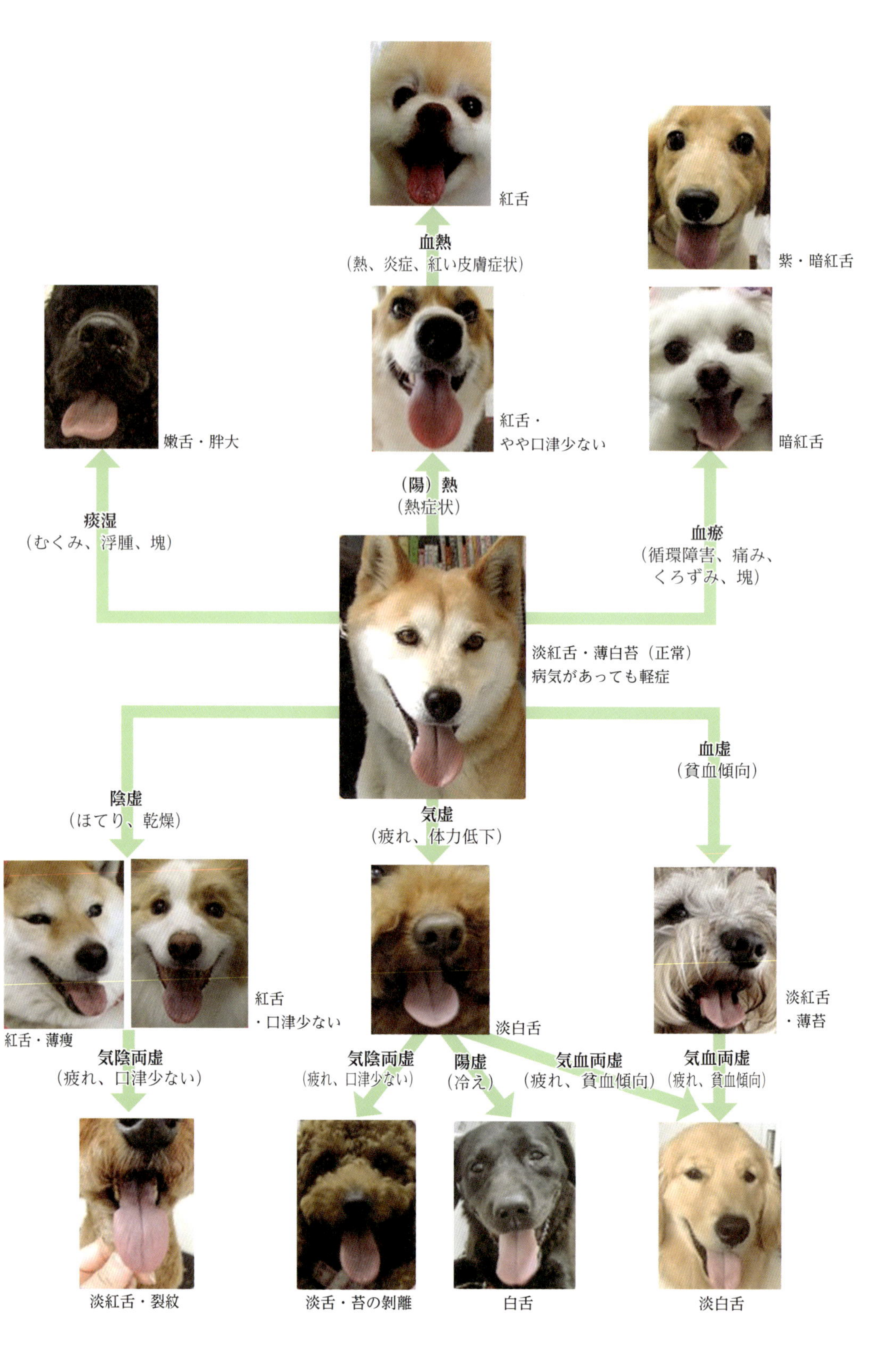
紅舌
血熱
（熱、炎症、紅い皮膚症状）
紫・暗紅舌
嫩舌・胖大
紅舌・
やや口津少ない
暗紅舌
（陽）熱
（熱症状）
痰湿
（むくみ、浮腫、塊）
血瘀
（循環障害、痛み、
くろずみ、塊）
淡紅舌・薄白苔（正常）
病気があっても軽症
血虚
（貧血傾向）
陰虚
（ほてり、乾燥）
気虚
（疲れ、体力低下）
紅舌
・口津少ない
淡紅舌
・薄苔
淡白舌
紅舌・薄痩
気陰両虚
（疲れ、口津少ない）
気陰両虚
（疲れ、口津少ない）
陽虚
（冷え）
気血両虚
（疲れ、貧血傾向）
気血両虚
（疲れ、貧血傾向）
淡紅舌・裂紋
淡舌・苔の剥離
白舌
淡白舌

犬の舌診チャート

舌色	病機と主な病証
淡白舌	正常よりも色が淡いものを淡白舌という 気虚や血虚で、大きくむくみ胖大なものは陽虚
紅舌	正常より色が赤く濃いものを紅舌という 実熱・虚熱などの熱証。舌先だけが赤いものは心・肺に熱があること
絳舌 こうぜつ	色が深紅色のものを絳舌という 紅舌よりも熱が激しい；外感病―熱が血分に入った場合、内熱―陰虚火旺
紫舌 しぜつ	色が紫のものを紫舌という 血瘀を示し、寒証・熱証の両方の可能性がある。寒証の場合は青紫で舌には潤い。熱証の場合は赤紫で乾燥する 紫色の斑点―瘀斑（おはん）、瘀点（おてん）、舌下静脈が黒く怒脹することもある

舌形	病機と主な病証
嫩舌 どんぜつ	きめが細かく柔らかいものを嫩舌という 主に寒証や虚証
老舌 ろうぜつ	きめが粗く堅くしまっているものを老舌という 主に熱証や実証
胖大 はんだい	舌体が大きく太っているものを胖大という 気虚または痰湿、脾腎陽虚
痩薄 そうはく	舌体が細く痩せているものを痩薄という 淡白舌は気血両虚、紅舌や絳舌は陰虚や陰虚火旺
裂紋 れつもん	舌面に亀裂ができたものを裂紋という 気陰両虚、陰血の不足
歯痕 しこん	舌辺に歯型がついたものを歯痕という 脾虚や痰湿

苔色	病機と主な病証
白苔 はくたい	白い苔を白苔という 薄く白い薄白苔 - 基本的には健康な舌苔である 表証で、まだ気血・臓腑に影響が及ばない時 - 薄白苔 白は寒を表す。厚く白い苔は裏寒証
黄苔 おうたい	黄色い苔を黄苔という 黄 - 熱；色が淡い場合は軽度の熱証、色が濃くなる - 熱が激しくなる
灰苔 かいたい	灰色の苔を灰苔という 灰苔で潤 - 寒湿証、乾燥 - 熱証
黒苔 こくたい	黒い苔を黒苔という 苔の潤さによって寒熱を判断できる。潤い - 寒証；乾燥 - 熱証

舌態	病機と主な病証
強硬 きょうこう	舌が強直して言語がつかえることを強硬という 外感熱病では、熱入心包・痰濁内阻で、内傷病では中風

萎軟 いなん	舌が軟弱でなめらかに動かすことができないことを萎軟という 舌質淡は気血両虚、舌質紅あるいは絳紅は陰液虧損
顫動 せんどう	舌が震えて止まらないことを顫動という 急性病 - 熱極生風；慢性病 - 気血両虚・陽気虚弱
短縮 たんしゅく	舌が縮まって伸出できないことを短縮という 重篤な病証に現れる。舌色淡または青で湿潤－寒；胖大－痰濁；絳紅で乾燥－熱盛による津液虧損

※ペットの種類によって舌の差が大きいので、個体の前後の舌の変化による判断を望ましい。

第2節　聞診

「聞」には、聴くだけでなく臭いも確認することが含まれる。前者は、吠え声の高低・強弱・清濁・緩急などを確認し、同時に音声の異常―例えば曖気（げっぷ）・哮喘・息切れなどから、病状の寒熱虚実を鑑別する。後者は、主としてペットの息・分泌物・排泄物のにおいを確認することにより、病状を鑑別する。

一. 鳴き声

- 健康状態では、声調は自然でのびやかである。
- 病の初期段階で発声が困難――外感風寒で肺気不宣。
- 持病で病を患い失声――肺の衰弱。
- 発声が重濁で声が高く粗い――実証、発声が軽く、細弱――虚証。
- 沈黙して鳴かない――虚証・寒証、落ちつきがなくよく鳴く――実証・熱証。

二. 呼吸

- 呼吸が微弱――肺腎の気虚。
- 呼吸に力があり、声が高く息が粗い――熱邪内盛による気道不利、実熱証。
- 哮と喘：呼吸困難、呼吸が短く、切迫している、あるいは鼻翼が煽動し、激しくパンティングする状態を喘という。また喘気するときに、喉の中での喘鳴音を哮という。
- 息が粗く、呼吸音が高くて大きい――実喘。
- 喘して息が弱く、呼吸の音が低い。また呼吸が短くて呼気が多く吸気が少ない、息がとぎれとぎれになる――虚喘。
- 息切れ：呼吸が微弱で円滑に続かない状態を息切れという――気虚。
- 咳嗽：咳の音が重く、痰が水様で白く、鼻がつまる――外感風寒。
- 咳の音がこもり、痰は濃く黄色で咳出しにくく、鼻息が熱い――肺熱。
- 咳・痰が多く咳出しやすい――痰飲。
- 白沫を咳出したり、あるいは咳に力がなかったりし、息がせわしくなる――肺虚。
- カラ咳で痰がなく、あるいは少量の粘液を咳出する――燥咳あるいは火熱による咳嗽。

三. 呼吸と排泄物のにおい

- 口臭――胃熱あるいは消化不良、虫歯や口腔の不衛生。
- 口から酸臭――胃に宿食がある。
- 腐臭の呼吸――歯槽膿漏あるいは瘻（化膿巣）。
- 各種の排泄物と分泌物には、大小便・痰液・膿液・帯下などが含まれる。悪臭のあるものは実熱証、やや生臭い匂いのあるものは虚寒証によくみられる。

第3節　問診

問診とは、飼い主に質問をすることにより、発病の時期・原因・経過、既往歴・症状の部位および生活習慣・飲食の与える内容と方法などの疾病に関する情報を収集する診察法である。

一. 問診のポイント

(一) 目的があり（弁証要点に従って）
(二) 重点があり（現病歴）
(三) 順番に沿って問診（現病歴、既往歴、個体歴、家族歴）
(四) 言葉使いはわかりやすく、医学専門用語を避ける

二. 問診の手順

(一) 主訴（主要症状＋期間）を尋ね、いつ、どの部位から発症したか。
(二) 現病歴：疑わしい誘因または原因；初発症状の特徴；今までの治療経過；使用した薬の種類；治療中の変化など。
(三) 現在症状：現在の症状はどんなものであるか。
(四) 既往歴：病名、治療経過、現在服用している薬など；アレルギー性疾患またはアレルギー体質傾向があるか。
(五) 家族歴：家族に類似の症状を呈したものはないか（わかっている範囲）。
(六) 生活歴：食習慣および生活環境（飼い主も含め）など。

三. 問診の主な内容とペット中医学判断

(一) 寒熱

寒熱、すなわち悪寒と発熱である。悪寒とは、ペットが寒けを感じることである。

衣服や布団を加えたり、暖房のそばに近寄って暖をとってもなお寒く感じることもある。それを悪寒と呼ぶ。

寒けを感じるものの、衣服や布団を加えたり、また暖をとることにより緩解するものは畏

寒という。

また、発熱とは体温が正常よりも高いという他に、全身あるいはある局部に熱があると感じるものも含む。

寒邪は悪寒をまねき、熱邪は悪熱（あつがること）をまねく。陽が盛んであれば発熱し、陰が盛んであれば悪寒する。また陰虚陽盛であれば発熱し、陽衰陰盛であれば悪寒する。

次には臨床上よくみられる寒熱の例を挙げておく。

1、悪寒・発熱

1）疾病の初期に悪寒と発熱——外感の表証。悪寒が重く発熱が軽い——外感風寒。頭や身体が痛み、無汗などの症状を伴いやすい。

2）発熱が重く悪寒は軽い——外感風熱（風熱の邪気を受ける）。口渇などの症状を伴いやすい。

表証における寒熱の程度は、病邪の性質と関係があるだけでなく、正気の盛衰とも密接な関係がある。邪気が軽く正気が衰えている場合は、悪寒、発熱が比較的軽く、邪正ともに盛んな場合は、悪寒・発熱も比較的重くなる。邪気が盛んで、正気が衰えている場合は、悪寒は重いが発熱は軽くなることがある。

2、但寒不熱（寒けのみ、発熱なし）

寒気がするが、発熱のないものを指す。

1）畏寒はあるが発熱しない——虚寒証。四肢、腹部が冷えるなど虚寒証の症状を伴う。

2）寒邪が臓腑に直中し陽気を損傷——畏寒あるいは病変部位に冷えと痛みがおこる。

3、但熱不寒（熱があり、寒けなし）

発熱のみで悪寒せずものをいう。

1）壮熱：高熱が下がらず悪寒せず、逆に悪熱するものを壮熱という。裏実熱証によくみられる。煩渇などの症状を伴うことが多い。

2）潮熱：発熱が潮の干満と同じように時間が定まっていて、一定の時間に発熱する、あるいは一般的には午後に熱がさらに高くなるものを潮熱という。

①陰虚潮熱：午後あるいは夜になると発熱——「陰虚内熱」ともいう、五心煩熱（四つ足の裏、胸の熱感、ほてり）を特徴とする。ほてり、口が渇く・舌紅、少津（口津が少ない）などの症状をよく伴う。

②湿温潮熱：温病の湿温病でみられる。午後になると熱が高くなる。また、みた目は熱感が強いが、皮膚に触れてもはじめは熱く感じない。しばらく手を当てていると手に灼熱感を感じる（「身熱不揚」という）。嘔悪・大便溏薄・膩苔などの症状を伴うことが多い。

③陽明微熱：胃腸の燥熱が強いことによりおこり、日哺（日暮れ、夕方）の陽明の盛んなときに熱がひどくなる場合が多いので「日哺潮熱」ともいう。腹満・

腹痛（拒按）・大便燥結・舌苔黄燥など陽明腑証（ようめいふしょう）の症状を現し、舌に芒刺がみられることもある。

4、長期微熱

気虚によりおこる長期の微熱を、「気虚発熱（ききょはつねつ）」という。気虚発熱は一般に発熱が長く続くが体温はあまり高くない。食欲はなく、脱力感、息切れ、舌淡などの症状を伴う。

用　語	意　味
悪寒　おかん	寒気を感じ、暖かくしても治まらないこと
悪風　おふう	風に当たることを嫌がること
畏寒　いかん	寒がりで、暖かくすれば治まること
壮熱　そうねつ	高熱
悪熱　おねつ	体が熱く、熱を嫌がること
潮熱　ちょうねつ	潮が満ち引きするように、ある一定の時間になると発熱すること
四肢厥冷　ししけつれい	手足が氷のように冷たいこと
形寒肢冷　けいかんしれい	体が冷え、手足が冷たいこと

（二）汗

動物の汗は人間と異なり、粘りのある汗がメインで、なお、大量に出ることはないが、臭いで汗の出具合をある程度判断することは可能である。

1、体臭が強く、入浴させてからすぐにおいがする場合は、湿熱を判断することが可能である。

2、肉球の汗：床に足跡をくっきり残している場合は、気虚であると考えられる。

（三）疼痛

1、痛みの虚実

- 実証の痛み――外邪の感受や気滞血瘀（きたいけつお）・痰濁凝滞（たんだくぎょうたい）（気滞、瘀血、痰湿などによって経絡が詰まって痛みが発生する）・虫積（ちゅうしゃく）（寄生虫による腹部の痛み）・食積（しょくしゃく）などにより生じる。なお、急性の痛み、鋭い痛みは瘀血の関与が大きく実証が多い。
- 虚証の痛み―気血不足あるいは陰精の損傷により生じる。慢性的痛み、鈍い痛みは虚証であることが多い。

2、疼痛の部位

体の各部位はすべて所定の臓腑経絡と連絡しあっているため、疼痛部位を知ることは病変のある臓腑経絡を知るための大きな手掛りとなる。例えば、胸側部には肝胆の経絡が分布している。したがって、肝の疏泄機能が乱れると脇腹の痛みがみられ（肝気鬱滞（かんきうったい））、肝胆経に湿熱が溜まると脇腹の痛み、黄疸がみられ（肝胆湿熱（かんたんしつねつ））、肝の気滞で血の巡りが悪くなると経絡が詰まって痛みがみられる（血瘀気滞）などの病変は、脇腹痛を引きおこしやすい。慢性的腰痛は腎虚との関わりが考えられる。

3、疼痛の性質

- 急性的痛み——多くは気滞瘀血。
- 熱感を伴う痛み——局部に熱感があり、冷やすと楽になる——火邪、あるいは陰虚。
- 冷えを伴う痛み——痛みに冷感を伴い、温めると軽減する——寒邪、または陽気不足。
- 慢性、それほどではない痛み——我慢できる程度の疼痛であるが、痛みに持続性がある場合——気血不足や陰寒の邪気により虚の疼痛である。
- 痙攣、震えを伴う痛み——筋脈を養わないあるいは筋脈の気血順行が滞ることによりおこる場合が多い。

(四) 睡眠

1、不眠

不眠の症状としては、寝ないか、夜に何回も起きる。小さな物音でも驚いて目を覚まし安眠できない。不眠の原因には、一つ臓腑の陰陽平衡の失調——心神が不安になると入眠困難になる。もう一つは痰火や食積などの邪気の影響で心神を邪魔されることによる不眠がある。

不眠の原因

- 脱力、貧血があり、なかなか寝ない——心肝血虚（心肝の血虚による発生する証）。
- ほてり、口渇、なかなか寝ない——心腎不交（心と腎の陰液が不足し、心熱が強い証）。
- 食欲不振、痩せ、目覚めしやすい——心脾両虚（脾虚による心を養わない証）。
- 凶暴、イライラする、不眠——肝鬱、肝火上炎（肝の熱が強すぎ、心神に影響する証）。
- 浮腫み、粘々の痰、目覚めしやすい——痰湿（痰湿の邪気によって心神に影響する）。
- 吐き気、嘔吐、なかなか寝ない——食滞証（食滞によって心神に影響する）。

2、嗜睡

- 常に眠気がし、場所を選ばず入眠してしまう状態——陽虚陰盛、痰湿（陽虚と陰盛、痰湿による神気が足りない証）。
- 精神疲労があって眠く、目を閉じるとすぐに眠ってしまうが起こすとすぐに目覚める、あるいは半覚半睡の状態、冷え——心腎陽虚（心と腎の陽気不足し、神気が不足）の証。

(五) 飲食

1、口渇と飲水

- 口渇がない——寒証、熱証であれば熱邪の勢いは強くない。
- 口渇がある——津液の損傷・津液が内停し水液を気化できない。

- 口渇があり、水をたくさん飲む——熱証。
- 冷たい飲み物を好む——熱邪による津液が消耗されている。
- 水を飲むとすぐに吐きだしてしまう、あるいは小便が出にくそうにしている。——痰飲の停滞によるものである。
- 急性熱病の際に、口渇はあるが多く飲まない——熱が営血に入り込むことにより発生する。

2、食欲と食べる量

- 久病で食べる量が少なく、痩せ、倦怠感——脾胃虚弱。
- 食べる量が少なく、腹脹、肥満体型、厚膩苔——脾の運化機能低下。
- 食物を嫌ったり食物のにおいを嫌がる——傷食厭食または「悪食」。
- 食欲が異常に旺盛で、食後すぐに食べたそうにする（消穀善飢と呼ぶ）——胃熱。
- よく食べるが、大便は軟便で、消化が悪い——胃強脾弱。
- よく食べる、イライラ、時々凶暴になる——肝鬱、心肝の熱。

（六）二便

大小便の性状・回数・量の多少および排便時の感覚などをたずねる。

1、大便

1）便秘——大便が硬く、数日間も通じないものには、寒熱虚実の区別がある。

- 便秘に潮熱・口渇・腹部の硬満などが伴い、舌苔が黄燥——熱証・実証。
- 老齢や産後、あるいは病後で気血がまだ回復していないためにおこる便秘——多くは虚証。
- 便秘でだるい、熱い物を好んで飲む——冷秘であり陽気不足による伝導無力。
- 便はコロコロで、便秘したり、下痢したりすること——気滞証。

2）下痢——大便がゆるく固形をなさず、ひどいものは水様便となり、回数が増えて排便の間隔が短いものを泄という。脾の運化機能が低下し、小腸が清濁を分けることができなくなって、水湿が大腸に停留する。

- 便は始めが硬く、後が軟らかい——脾胃虚弱。
- 便がときには硬く、ときには薄く軟便——肝脾不和（肝の疏泄機能の失調によって脾に悪影響を与える）。
- 水と便とが混じったり、未消化便や五更泄瀉したりする（夜明け前に決まって下痢をする）——脾腎陽虚、寒湿内盛。
- 黄色い粥状の不消化便を下すものは、大腸湿熱。
- 大便に未消化の食物が混じり、酸腐臭——食積。
- 大便を我慢できず、肛門の下垂感または脱肛——中気下陥。

2、小便

- 尿量が多い、うすい尿——虚寒。
- 尿量が多い、口渇、多飲をともなう——消渇証。
- 尿は少ない——津液損傷。また肺・脾・腎の機能が失調して気化不利となり、水湿が内停。
- 頻尿、尿が熱い、黄色い、臭い——膀胱の湿熱。
- 尿失禁、夜間尿が多い、脱力——腎気不固（腎気が弱い）。
- 尿量が少ない、ほてり、痩せ——腎陰虚。
- 排尿困難、濁り尿、石がある——湿熱下注（腎と膀胱系の湿熱）、石淋（尿結石の証）。
- 血尿、尿量が少ない、臭い——血淋。
- 血尿、尿量が多い、冷え——腎虚、または腫瘤。
- 米のとぎ汁のように濁った尿——膏淋。

(七) 生理（月経）

動物の種類によって、発情期と生理も異なる。

主に、性器の不正出血があるかどうかを尋ねる。

不正出血がある

- 色は鮮やか、量が多ければ、血熱によるものが多い。
- 色が黒い、塊がある——瘀血。
- 色が薄い、量が多い、脱力感——気虚、気血不足。
- 色が薄い、量が少ない、肥満体型——痰湿凝滞。

(八) オリモノ（帯下）

1、オリモノの色が白で稀薄なものは、虚証、寒証であることが多い

- 粘稠、無臭、食欲不振——脾虚痰湿。
- さらっとする、無臭、冷えを伴う——腎陽虚。

2、黄色オリモノまたは赤色オリモノで濃くて臭いがきついものは、実証、熱証であることが多い

- 量が多い、臭いがきつい——湿熱証。
- 色は透明感があり、さらっとする、ほてりを伴う——腎陰虚。

赤いオリモノ

- 量が多い、粘稠、臭いがきつい——血熱、湿熱。
- 量が少ない、粘稠、ほてりを伴う——陰虚血熱。

(九) 既往歴と家族歴

一般の問診内容に加えて出生前後（妊娠中や出産時および授乳期を含む）の状況、発育の状況・食事の与え方、過去の病気などの既往歴、予防接種の内容の確認、歩行や吠え声の状況、および父母の健康状況などもわかると診断の手助けとなる。

発病の原因に関すること、(発症のきっかけ、初発症状、外邪の関与の有無)、食傷していないか、ひどく驚くなどの精神情緒の面に病因がないかなど、病状に応じてしっかり知っておく必要がある。

第4節　切診

体表を触ることによって病状を把握するもので、その代表が脈診である。

一. 脈診

(一) 脈診の意味

脈の拍動によって、体内の気血津液の充実度、邪気と正気の強さも比較、病気の部位、病邪の性質などを推測する。

病位	表…浮脈（ふみゃく）　裏…沈脈（ちんみゃく）
病性	熱…数脈（さくみゃく）　寒…遅脈（ちみゃく）
正邪の盛衰	虚…虚脈（脈無力）　細脈（さいみゃく）など 実…実脈（脈有力）　弦脈（げんみゃく）　渋脈（じゅうみゃく）　滑脈（かつみゃく）など

(二) 脈診の部位

犬と猫に関しては大腿部の股動脈の部位で測ることが一般的である。

動物の脈の三部を決めることが難しいと思うが、左右の浮中沈で脈を測ることができる。

次の図は人の脈の部位分類であり（脈診の三部九候図)、一つの参考として記載する。

	右	左
尺脈	腎・命門	腎・膀胱
関脈	脾・胃	肝・胆
寸脈	肺・大腸	心・小腸

三部九候

(三) 脈の胃、神、根

胃気がある	浮くでもなく沈むでもなく、速くもなく遅くもなく、規則正しい状態
神気がある	柔らかく、力があり規則正しい状態
根気がある	三部脈ともにあるいは尺脈を沈取しても脈が有力な状態

(四) 28種類の脈の分類

浮脈類	浮脈、洪脈、濡脈、散脈、芤脈、革脈
沈脈類	沈脈（ちんみゃく）、伏脈（ふくみゃく）、牢脈（ろうみゃく）、弱脈（じゃくみゃく）
遅脈類	遅脈（ちみゃく）、緩脈（かんみゃく）、渋脈（じゅうみゃく）、結脈（けつみゃく）
数脈類	数脈（さくみゃく）、促脈（そくみゃく）、疾脈（しつみゃく）、動脈（どうみゃく）
虚脈類	虚脈（きょみゃく）、微脈（びみゃく）、細脈（さいみゃく）、代脈（たいみゃく）、短脈（たんみゃく）
実脈類	実脈（じつみゃく）、滑脈（かつみゃく）、緊脈（きんみゃく）、長脈（ちょうみゃく）、弦脈（げんみゃく）

(五) 最もよくみられる脈

浮　脈	軽く触った程度で最も脈を強く感じ、中取や沈取では脈に力をあまり感じない
沈　脈	脈位が比較的深いものをいう。脈を沈取した時に最も脈に力を感じる
遅　脈	脈拍が比較的遅いものをいう
数　脈	脈拍数が比較的速いものをいう
虚　脈	脈に力が無いもの
実　脈	脈に力があるもの
滑　脈	触っているとき、円滑の拍動で、玉粒の動きを感じさせるもの
渋　脈	ナイフで竹をこそぐときの様な滑らかではなく、やや不揃い感じもあるもの
弦　脈	琴の弦を押している感じ、緊張、まっすぐ長く触れる

＊遅脈と数脈は生体の種類の差によって変わる。種類の平均脈を基準にして速くなれば数脈、遅くなれば、遅脈と判断する。

二. 四肢と関節の切診

(一) 温度

観察のポイント			病　証
温度	手足が冷たい	足腰・腹部も冷える	寒証
		胸悶・のぼせ	陽気鬱結証
	手足が熱い		熱証

(二) 活動の状態

四肢の動き、関節の可動域、筋肉の豊満感などをチェック。

- 肌肉の痩せ――気血不足、脾虚。
- 関節の可動域が狭くなる――瘀血、経絡の阻滞。
- 立っていられない――腎虚、瘀血。
- 後足の引きずり――腎虚、瘀血。

- 四肢の震え――風痰阻絡（風邪と痰湿の滞りによって経絡の巡りが悪くなる）、気血不足。
- 半身不随――中風。

三. 胸腹部の切診

- 腹診：腹部の緊張さ、張り、寒熱、腫れ具合、抵抗感、圧痛、硬結など。

観察のポイント		病証
胸結	胸腹部脹満、按ずると硬く痛みを伴う	胸結（血・水の停滞）
痞証	胸腹部脹満、按ずると柔らかく無痛	痞証（気・食・痰飲の停滞）
疼痛	按ずると痛みが軽減（喜按）	虚証
	按ずると痛みが増悪（拒按）	実証
気脹	腹部脹満、叩くと太鼓のような高い音がする	気脹（きちょう）気滞
水臌	腹部脹満、押さえると水袋のようで排尿困難を伴う	水臌（すいこ）水湿
腫瘤	腹部に腫瘤があり按ずると硬く不動、固定痛	血瘀
	現れたり消えたりする腫瘤、移動痛	気滞
	左少腹部が痛み、按ずると索状に連なった塊に触れる	便秘
	右少腹部に疼痛、反跳痛がある	腸癰（ちょうよう）膿疱

四. 皮膚の切診

発症部の皮膚温度、発症部以外の皮膚質感もチェック。
紅斑を指などで押した時、色が抜けない場合は、皮膚に出血がある（血熱が多い）。
発疹の硬さ（結節、腫瘤など）――瘀血と痰湿の判断。
紅斑、局部の皮膚温度が高い――熱証。

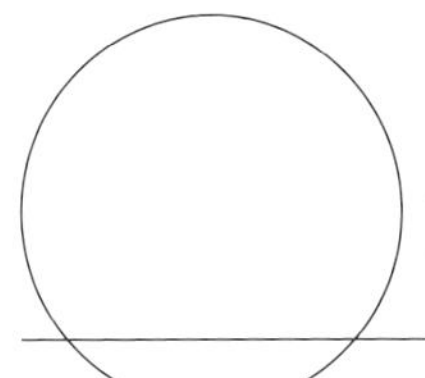

第９章　予防と治則

ペット中医学の予防と養生理論は陰陽五行説、蔵象学説、気血津液、経絡、病因病機の理論に基づいて確立されたものである。その中にあって特に“未病を治す”の理論を重視する。
治療にあたって“病気を治すときは先ず本を求める”の原則に沿って治療を行う。基本的に“扶正と袪邪”の方法を用いて生体の陰陽バランスを整える。なお、個体差、地域、生活環境などの要素も考慮しながら臨床に臨む。

第１節　予防

基本は“未病を治す”が原則である。

一．未病の段階から予防する

(一) 正しい養生をし、正気を高め、邪気に抵抗する能力を高める（扶正と呼ぶ）

1、ストレスを与えることをできるだけ抑える。
2、適度に運動をさせる。
3、規則正しい生活ルールを作る。
4、食養生と薬養生により体力強化。

(二) 病邪の侵入を防ぐ

気血を補い、内臓機能を高めるなどの方法を利用し体質を強化する。それによって病邪の侵入を防ぐ。

二．病気がすでに発生しているときは転化を予防する

(一) 早期診断と治療

早期に診断することによって治療の効果が高められ、正気に対する損傷も少なく、予後はよい。

(二) 転化（病気の移り替わり）を防止する

治療中に、気血津液、五臓の関係をよく考慮し、病気の進行する傾向を予測し、ほかの臓器への影響を最小限にとどめるようコントロールし、より良い治療効果が得られるようにする。

第2節　治則

一．治病求本（病気を治すときにまず、本を求める）

求本の本とは疾病を発生させ形成する病因、病理機序のことである。すなわち病因、病理機序は臨床に現われる病証の本質であり、診断治療はこれに基づいて行われる。

病を治すには、先ず必ず本を求める。いわゆる病の本質を究明し、根本のところから病気を治すことである。

(一) 正治と反治

1、正治

正治とは「素問・至真要大論」中にある“寒を治するに熱を以ってし、熱を治するに寒を以ってす”の経験的法則によるものである。

病理機序が臨床の症状に一致する場合に使う方法。例えば陽虚によるものは冷え；熱毒邪によるものは紅斑、発熱；気虚なら疲れ、脱力感；瘀血なら、痛みなど。基本的に次の方法で治療する。

- 寒者熱之（寒には熱を）：寒の性質の疾病に対して温熱の処方と生薬を用いて治療する。
- 熱者寒之（熱には寒を）：熱の性質の疾病に対して寒涼の処方と生薬を用いて治療する。
- 虚則補之（虚には補を）：虚弱の証に対して補益の処方と生薬を用いて治療する。
- 実則瀉之（実には瀉を）：実証に対して清瀉の処方と生薬を用いて治療する。

「素問・通評虚実論」に“邪気盛んなれば実し、精気奪すれば虚す”とある。これは虚証実証の概念をいったものであり、「素問・三部九候論」に、“実すれば之を瀉し、虚すれば之を補う”とあるのは、虚証実証の治則を述べたものである。正治は臨床上もっとも多く使用される方法である。

2、反治

疾病の過程で、偽症状がみられる場合は、真の病理機序が臨床の症状に一致しない。そのため偽症状と似た性質の方法を用いるため、反治と呼ばれる。しかし、反治は表面的に偽症状と類似する性質の処方で治療するが、本質は正治である。

例えば陰盛格陽（陰邪が強すぎて、少ない陽気が外に追い出され、症状としては虚熱になる）に温陽剤を用いて治療する方法。例えば白虎湯を熱厥甚しい場合の四肢に仮の寒証治療に用いたりする場合を反治という。

- 熱因熱用：熱の偽症状に対して温熱性の処方を用いて治療する方法である。陰寒の邪が強すぎて陽気が身体の外側に押し出される。真寒仮熱（真の病証は寒証であるが、偽の熱症状がみられる）の陰盛格陽証に適応する。
- 寒因寒用：寒の偽症状に対して寒涼性の処方を用いて治療する方法である。熱が裏に籠って陽気が四肢に行かず、四肢が冷えなどの偽症状(陽盛格陰証と呼ぶ)が出現する。真熱仮寒(真の病証は裏熱証であるが、外見に偽の寒の症状がみられる)の陽盛格陰証に適応する。

- 塞因塞用：補益の方薬を用いて虚証の真虚仮実証などを治療する方法である。例えば、高齢で気血が不足し、腸の活動が低下することによって発生する便秘症など。
- 通因通用：通瀉の方薬を用いて実証の下痢を治療する方法である。例えば食滞による下痢、湿熱による頻尿など。

(二) 標治と本治

標と本の意味：標とは表面的症状、非体質的変化、外的刺激、新しい疾患など。本とは根本的原因、本来の体質的変化、体内の元気さ、持病などである。治療する場合には、その緊急度によってそれへの対応の順位をきめる。

標・本を明確にする主な目的は、複雑な病情の中で証候の主次先後（主要と次要、順番）を明らかにし、正確な立法と用方を選ぶ目安となる。

1、**急の場合は標治：**体の体質（正）と邪気の比較の中、邪気（標の証）は喫緊の場合はまず、まず邪気を取り除いてから、本治を行う方法である。その場合は、標の証を取り除かなければ命に影響を及ぼす危険性があり、あるいは体質を補強する本治にも邪魔する可能性がある。例えば、出血、高熱、激しい下痢、嘔吐など。

2、**緩の場合は本治：**「本」とは、病気の根本的原因である。なお、「本」は異なる病気における意味の差がある。例えば、体質と邪気の比較では体質は本である。持病と急病の比較では持病は本である。病因と症状の比較では病因は本であるなど。緩則治本とは特別喫緊のケースでなければ、対処治療ではなく、根本のところを治すべきである。

3、**標本兼治：**臨床上、標と本の両方でも喫緊する場合があり、あるいは単なる標治または本治でも理想的効果が得られないと思われる場合は、本治と標治を同時に行う方法である。

4、**治は権変を貴ぶ：**治療に当って上述の原則を掌握すると共に機に乗じて変化することを見越さなければならない。ペット中医学では病気は進展、変化するもので、症状の転変をよく観察しながら、常に疾病の本質的な変化を探る。

二. 扶正祛邪

病気の過程で正気と邪気の抗争は病気の進行と変化に一番重要な影響を与える。正気が強ければ、病気は緩和する方向へ、邪気が強ければ、病気は悪化する方向へ変化する。健康を維持するため、絶えず扶正祛邪しなければならない。

（一）扶正（ふせい）

正気を強化することである。通常では「補」の方薬を用いる。

正気虚弱のケースに適応。例えば、気虚—補気剤、血虚—養血剤、陰虚—滋陰剤、陽虚—温陽剤など。

また、扶正によって祛邪の力も強くなる。

（二）祛邪（きょじゃ）

邪気を取り除くことである。通常では「瀉」の方薬を用いる。いわゆるデドックスの意味である。

邪実があり、正気が損傷してないケースに適応。例えば、食滞—消導剤、痰湿—化痰利湿剤、瘀血—活血化瘀剤、気滞—理気剤、熱毒—清熱解毒剤など。

祛邪によって正気を早く回復するのに役に立つ。

（三）扶正と祛邪を兼用

正虚邪実病証に適応。扶正し邪気を残さず、祛邪し正気を損傷させない方法である。

1、先に祛邪してから、扶正する

瀉剤を優先しながら、補剤も一定に配合する。邪気が強く、正気が弱くなっているが、祛邪に耐えられるケース、または扶正すると祛邪を邪魔する可能性がある場合に用いる。

2、先に扶正してから、祛邪する

補剤を優先しながら、瀉剤も一定に配合する。正虚が邪実に重なり、祛邪すると正気をさらに低下させ、耐えられない恐れがある場合に用いる。

3、扶正と祛邪を同時に行う

補薬と瀉薬を同時に配合し、正虚と邪実が重さなり、両方とも考慮すべき場合に用いる。

三．陰陽を調節

陰陽のバランスが崩れることは病気が発生する根本的原因である。病気を治療するために、陰陽のバランスを調節し健常なレベルに戻さなければならない。

その方法として次のようなものがある。

（一）「余りを瀉す」

陰ないし陽が強くて健常なレベルを越え、「陰盛」（陰の余り）あるいは「陽盛」（陽の余り）となる。

「余りを瀉す」とは、健常レベルを超えた陰ないし陽の余りを取り除き、過剰な陰ないし陽を正常に、戻すことである。

「陰盛」であれば、実寒証（悪寒、痛みなど）となり、温熱薬を用いて治療する。

「陽盛」であれば、実熱証（発熱、紅斑など）となり、寒涼薬を用いて治療する。

(二)「不足を補う」

陰ないし陽が弱くなり、健常なレベルに達していなく、「陰虚」（陰の不足）あるいは「陽虚」（陽の不足）となる。「不足を補う」とは、健常なレベルに達していない「陰の不足」あるいは「陽の不足」分を補填し、不足になった陰ないし陽を正常に戻すことである。

「陰虚」であれば、虚熱証（ほてりなど）となり、補陰薬を用いて治療する。

「陽虚」であれば、虚寒証（冷えなど）となり、補陽薬を用いて治療する。

(三)「陰の中から陽を求める、陽の中から陰を求める」

陰陽は互いに依存してバランスを取っている。したがって、陰ないし陽の治療をするときには、単なる陰、または単なる陽のみを治療することは不完全で、一方を治療しても、相手を考慮しながら処方を配合し、陰陽のバランスをうまく取り戻すようにする。

四．個体により、環境により、時期により治療を行う

疾病の発生、変化はいろいろな素因により影響される。個体の体質、生活環境、病気の発生時期などさまざまである。

(一) 個体の体質によって治療を行う

- 年齢：高齢になると、虚弱、多臓器障害などが増え、補剤を使う場合が多くなる。
- 幼小期：病状の変化は激しく、薬に耐える力も弱い、処方も少量で、変化に応じて随時処方を調節する。
- 体質：例えば陽盛体質には熱症状が多いので、清熱薬が多く利用される。陽虚体質は冷えが多いので、温陽剤がよく利用される。
- 生活習慣：偏食、餌を与えすぎると、痰湿などになりやすく、運動させないと、気血不足になりやすい。

(二) 地理環境、生活環境によって治療を行う

- 寒冷地域に生活している生体は陽虚ないし実証になりやすく、温熱薬がよく利用される。
- 暑熱、湿気の強い地域では、湿熱、寒湿になりやすく、利湿薬が多く利用される。

(三) 季節、発病ないし病気の異なる段階によって治療を行う

- 春は気温が上がり、腠理は開いて、風邪が侵入しやすい。利気疏風の処方がうまく利用される。
- 夏は湿気が強く、胃腸を傷めることが多く、健脾利湿の処方が利用される。
- 秋は乾燥するため、乾燥症状が目立ち、滋陰などの処方がよく利用される。
- 冬は寒いため、冷えなどが多くみられ、温陽剤が利用されることが多い。

五. 治療方法の基本原則

"八法"——汗、吐、下、和、温、清、補、消

(一) 汗法

汗法とは皮膚を開泄することによって営衛を調和し、発汗して邪を取り除く治療法である。しかし、ペットは汗腺の構造が人と異なるので、この方法はあまり使用しない。

(二) 吐法

吐法とは催吐作用をもつ方薬を用いて嘔吐させ、疾病を除く治療法である。

(三) 下法

下法は腸胃の清掃、大便の通下、邪を駆逐して下に排出させる治療法である。

(四) 和法

和法の作用は汗、吐、下法のように専一に攻邪せず、和解、調和によって表裏寒熱虚実の複雑な証候、臓腑の陰陽気血の偏盛偏衰を正常に戻し、これによって病邪を除去し健康を回復する。

(五) 清法

清法とは熱邪を冷める治療方法である。

(六) 温法

温法には温熱、祛寒、回陽などの作用がある。温法は寒証を治療する基本的な方法である。

(七) 消法

消法には消導と散結の作用があり、気、血、痰、食、水、虫などにより結成された有形の邪を消散する。

(八) 補法

補法は生体の陰陽、気血津液、臓腑の虚損を補養する治法である。

上述の八法の治療方法は孤立的に存在せず、病情が複雑で、往々にして単に一法を用いることは適当ではなく、数種類の方法を用いてはじめて全面的な効果を得る場合が多い。

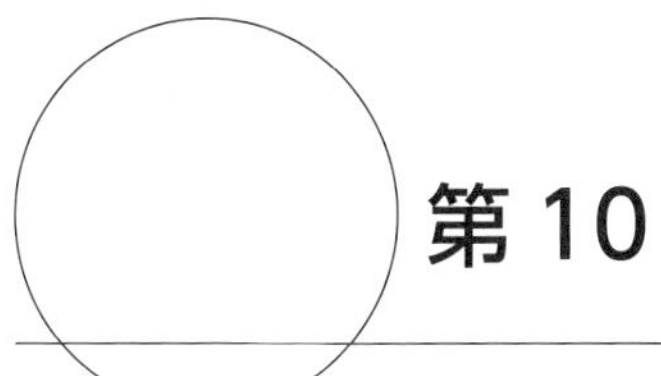

第10章　弁証論治

べんしょうろんち

第1節　弁証論治の基本概念と手順

- 「症」の出現と消失によって、「証」が移り変わる。
- 異なる時期の「証」の変化に応じて治療原則、処方、生薬を調節してオーダーメイドの診断の確定から治療まで行う。すなわち疾患の性質（虚・実・寒・熱）、部位（五臓六腑・経絡）、正気（気・血・津液）と邪気（六淫）の強弱などを判断し、「証」にまとめて診断を下す過程である。

一．弁証論治の基本概念

(一) 弁証

弁証とは四診によって得た情報にもとづいて分析し、疾病の病理病機を分析、診断を行うことである。ペット中医治療の根幹をなす重要な過程である。すなわち弁証というのはペット中医学の診断学である。

(二) 論治

論治とは弁証によって得た情報を分析し、治療する方針を定め、その治療方針に基づく処方と配合生薬を選んで、罹患する個体に最適なオーダーメイド治療を行うことである。ペット中医学の治療学になる。

(三)「証」と「症」の意味

ペット中医学における「証」と「症」の意味は異なる。

- 「症」とは、一つ一つの症状のことである。
- 「証」とは「証侯」のことを指し、複数の症状を併せた診断（証型）である。
- 治療は証に随って行う。

二．弁証論治の手順

五つのステップに分け、次の手順に沿って行う。

(一) ステップ1：症状のチェック（主訴、きっかけ、初発症状、治療経過と症状の変化、現在症状、既往歴、家族歴、生活歴など）。

症状に対し、四診によって、情報を収集する。

(二) ステップ2：証型の判断（邪気の性質、陰陽のバランス、気血津液の充実度、臓腑機能の健全度、経絡の流れなどによって病気に対する定性、定位を行い、「証」を確定する）。

ペット中医学の陰陽五行、気血津液、蔵象、経絡、病因などの理論にもとづいて収集した情報を分析し、なお、個体の体質、精神状態、生活環境なども含めて最終的にこの個体の診察時点の証型をまとめる。

(三) ステップ3：治療案の策定と実施（「証」に応じて治療原則を立て､処方と生薬を選ぶ）。

個体の診察時点の「証」に応じ、治療原則（治則と呼ぶ）をたてる。その時点での治則に応じ、処方を選択し、生薬の加減を行い、さらに、養生指導も含め、その「証」にあった治療案を提示する。

(四) ステップ4：カウンセリング（病状、治療目標と治療方法の説明）。

(五) ステップ5：養生による再発の予防と健康維持（未病を治す）。

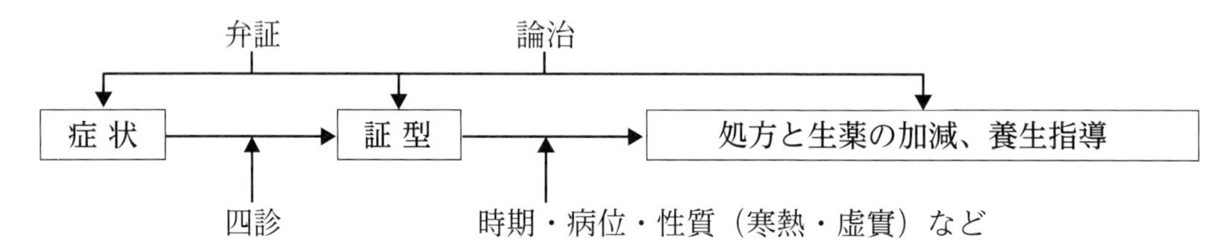

三. 弁証論治中の理・法・方・薬

弁証論治の過程は理・法・方・薬に分けられる。

「弁証」と「論治」は、ペット中医臨床においては互いに相関しあう関係にある。弁証とは疾病を認識することであり、論治とは病証に応じて選択される治療手段と方法を指している。ペット中医臨床では、この弁証論治の過程を理・法・方・薬という。• 理：各種の弁証を運用して疾病発生のメカニズムを識別、分析すること。

- 法：弁証により得られた結果にもとづき、それに相応する治療法則を確立すること。
- 方：治法の指示にもとづき、方剤を選択する。
- 薬：治法の指示をできる限り正確に実現できるよう薬物を加減し使用量を調整、最終的な投与処方を決定すること。

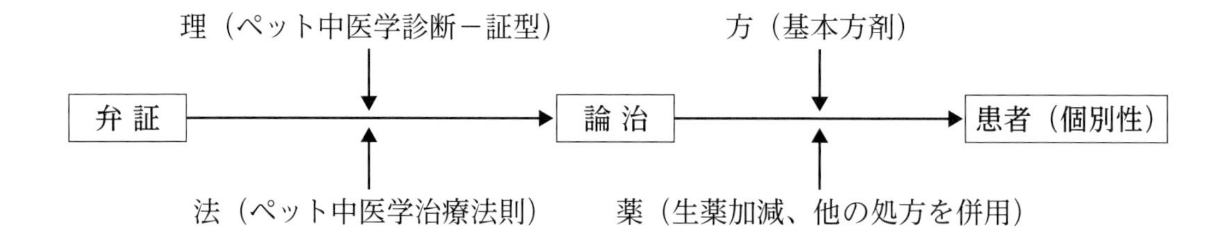

第2節、弁証論治の基本内容

一．弁証の分類

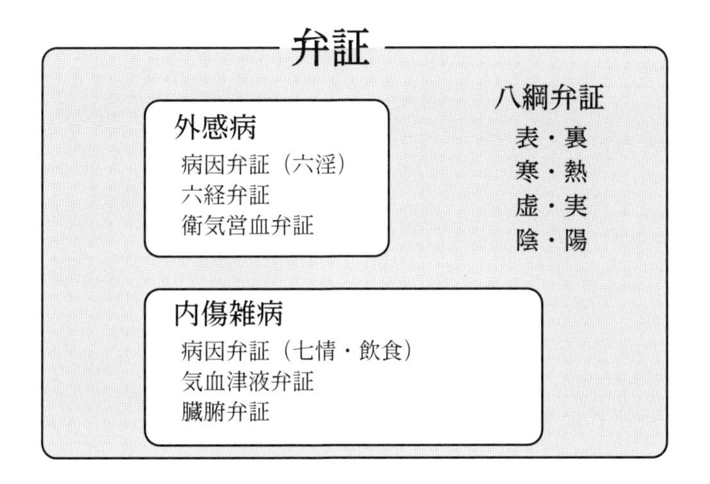

図のように八綱弁証をベースに、外感と内傷によっていろいろな弁証がある。

二．八綱弁証（はちこうべんしょう）

（一）八綱弁証の基本特徴

八綱とは、表・裏・寒・熱・虚・実・陰・陽を指す。八綱弁証は各種の証候を分析するための基本である。四診より得られた症候に関する情報を陰・陽・表・裏・寒・熱・虚・実を総合的に分析し、病変の部位と性質、疾病過程における正気と邪気の盛衰などの状況を解明するのが、八綱弁証である。

八綱弁証を用いて診断すると、臨床所見が複雑であっても、それを表裏・寒熱・虚実・陰陽という四対によってそれぞれの証候に分類することができる。

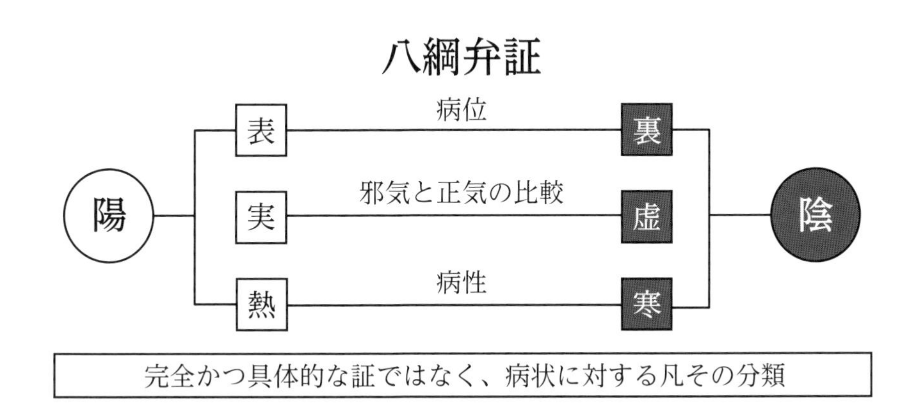

(二) 表裏弁証（ひょうりべんしょう）

表裏は、病変部位と病勢を区別するもので、一般的には、皮毛・腠理のように病変部位の浅いものは、表に属し、臓腑・血脈・骨髄のように病変部位が深いものは、裏に属す。

<table>
<tr><th>表裏の意義</th><th>表</th><th>裏</th><th>臨床意義</th></tr>
<tr><td>体表と内臓</td><td>体表</td><td>臓腑</td><td rowspan="5">外感病で邪気は表から裏に入ることは病情が重くなり、邪気は裏から表にでることで病情が緩和する</td></tr>
<tr><td>臓と腑</td><td>腑</td><td>臓</td></tr>
<tr><td>経絡と内臓</td><td>経絡</td><td>臓腑</td></tr>
<tr><td>三陽経と三陰経</td><td>陽経</td><td>陰経</td></tr>
<tr><td>皮膚と筋骨</td><td>皮膚</td><td>筋骨</td></tr>
<tr><td>一般的意義</td><td>皮膚、毛、経絡</td><td>臓、腑、骨髄</td><td>外感病は表証、病位は浅い、その他は裏証、病位が深い</td></tr>
</table>

1、表証

表証とは、六淫の邪気が皮毛、口鼻から体内に侵入するときにおこる証候である。

表証は、急に発病する：病程は短い、発病部位は浅いといった特徴がある。

「臨床所見」：発熱、悪寒あるいは悪風、身体痛、舌苔薄白、脈浮、鼻閉で鼻汁が出る、咳嗽などを伴う。

外邪に侵襲されたため、正気と邪気が争って発熱、悪風の症状が認められる。肺は皮毛を主るため、邪気を受け、肺の竅である鼻の詰まり、鼻汁、咳がみられる。

「治則と処方」治法：辛散解表（麻黄桂枝湯（風寒）、銀翹散（風熱）など）

2、裏証

裏証とは、疾病が深い部位、すなわち裏（臓腑・気血・骨髄など）にある証候である。外感病の進展によって外邪は裏に入り、内臓に影響を与える。または外邪は直接臓腑に入ることによって発生する。さらに、ストレス、飲食の乱れ、過労などによって内臓機能、気血津液に影響し裏証となる。

「臨床所見」：裏証の病因はさまざまであり、病位も広範囲に及ぶ。また症状も多様で、寒・熱・虚・実の区別がある。症状は、表証が認められないものは、裏証に属するものと考えられる。脈は一般に沈で舌象にも種々の異常所見が現れる。

臨床上、裏証の多くは臓腑機能の乱れで基本的に病理病機である。

「治療方法」：裏証の範囲は非常に広いので、その治法も多種多様である。具体的な証候にもとづいて、治法を決定しなければならない（風の邪気が体表から裏に入った段階で表証の時よりも肺の症状が濃く出やすい）。

3、表証、裏証、半表は裏証の特徴

証　型	病　程	寒熱症状	内臓の症状	脈　像
表証	短い	発熱と悪寒	はっきりしない	浮脈
裏証	長い	発熱のみ、または冷え	多い	様々
半表半裏	やや長い	寒熱往来	ある	弦脈

＊半表半裏は外感病の中にみられ、邪気は単純な表でもなく、裏でもなく、表裏の間に滞って発生する現象である。

六経弁証に特有な証であるともいえる。

半表半裏の特徴症状として、悪寒もしくは発熱がある（寒熱往来）、胸、脇腹部の張り、嘔吐、食欲不振、口渇、弦脈などがある。

（三）寒熱弁証

寒熱は疾病の性質を区別するものである。寒証と熱証は、身体の陰陽のバランスを反映したものである。陰盛あるいは陽虚は、寒証として現れ、また陽盛あるいは陰虚は、熱証として現れる。

1、寒証

寒証とは、寒邪を受けたり、あるいは陰盛陽虚により冷えなどが現れる証候である。寒証には、表寒・裏寒・虚寒・実寒がある。その中で、裏寒、表寒は実寒に属する。

2、熱証

熱証とは、熱邪を感受したり、陽盛陰虚のために身体の機能活動が亢進し熱症状が出る証候である。熱証には表熱・裏熱・虚熱・実熱がある。その中に、表熱と裏熱は実熱に属する。

3、寒熱証の弁証特徴

証型	病因と病機	症状	治則
寒証	寒邪・陽虚	寒がり温まるのを好む、冷え、口渇はない、痰・涎・鼻水は水様である、小便清長、大便は水様あるいは泥状、痛み（温めると緩和）、舌淡、舌苔は白で潤滑、脈遅あるいは緊など	温散寒邪 温陽散寒
熱証	熱邪・陰虚	熱がり冷えるのを好む、口渇があり冷たい物を飲みたがる、赤い発疹、目赤、煩躁、小便短赤、大便燥結、痰や鼻汁は黄色く粘稠、衄血（じくけつ）、舌紅、舌苔は黄色で乾いている、脈数など	清熱瀉火 清熱養陰

(四) 虚実弁証

虚実は、正邪の強弱の状態をみるものである。虚証と実証とは、身体における正気と邪気の盛衰の状況を反映しているため、正気不足であれば虚証として現れ、また邪気が盛んであれば実証として現れる。

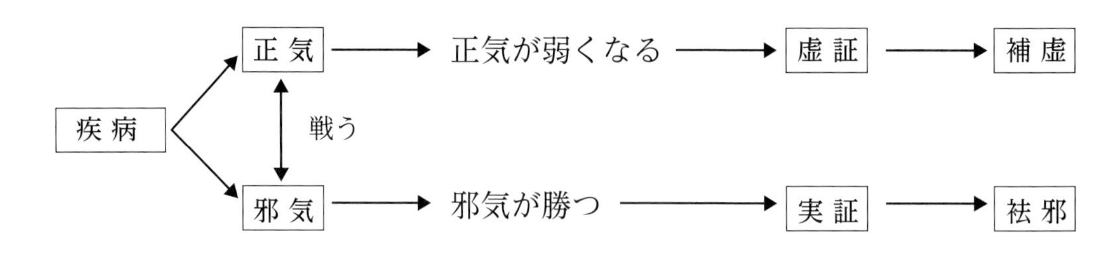

＊正気：陽気、陰液、精、気、血、津液、内臓の機能など

1、虚証

虚証とは、正気が虚弱なために現れる病理的な状態を総称したものである。虚証は陰・陽・気・血・津液・臓腑のそれぞれ異なった虚弱の状態を包括している。

ここで陽虚証と陰虚証の例をみる。

1）陽虚証——陽を損傷しているため、精神不振、倦怠、脱力感、不整脈、息切れ、寒がり、四肢の冷え、舌質が、淡胖嫩、歯痕がある、脈虚沈遅など。

「治則」：温陽補虚(おんようほきょ)（温める、補う方法）。

「処方例」：金匱腎気丸、右帰丸など。

2）陰虚証——陰を損傷しているため、ほてり、痩せ、口咽乾燥、微熱、舌紅少苔、脈虚細数など。

「治則」：滋陰降火(じいんこうか)（陰液を補い、虚熱を取る方法）。

「処方例」：知柏地黄丸、左帰丸など。

2、実証

実証とは、邪気は旺盛で正気はまだ弱くなっていないときに現れる証である。主に外邪の侵入、または臓腑機能の乱れのため、生じた病理産物（瘀血、痰飲など）が体内に滞って発生する。

「臨床所見」：邪気の性質、および侵入した箇所や部位により差がある。実証の症状も様々である。

よく認められる症状。腹部を触ることを嫌がる（拒按）、（痛み）、塊り、煩躁、呼吸が荒い、大便秘結、小便不利、舌苔厚膩、脈実有力など。

「治則」：瀉実去邪。

「処方例」：病邪の種類による。

(五) 陰陽弁証

陰陽は、八綱弁証を総領する綱である。これを診断に応用すると、すべての疾病を病理の性質にもとづいて、陰陽に分類し、鑑別することができる。

1、陰証

「陰」の属性をもつ証候を陰証といい、これには裏証、寒証、虚証がある。

「臨床所見」：脱力感、寒がり、四肢の冷え、吠える力が弱弱しい、食欲不振、小便清長、大便は水様あるいは泥状、舌淡胖嫩、脈沈遅あるいは弱か細弱など。

「治則」：温陽補虚散寒（陽気をあたため、虚を補い、寒をとりのぞく）。

「処方例」：補中益気丸、金匱腎気丸、理中丸など。

2、陽証

「陽」の属性をもつ証候を陽証といい、これには表証、熱証、実証がある。

「臨床所見」：発熱、イライラ、凶暴、激しい吠え、呼吸が荒い、口渇、大便秘結、小便短赤、舌質紅絳、舌苔黄黒芒刺がある、脈浮数・洪大・滑実など。

「治則」：清泄実熱（実邪と熱邪をとりのぞく）。

「処方例」：黄連解毒湯、白虎湯、大承気湯など。

3、亡陰と亡陽

亡陰と亡陽は、危険な証候である。例えば過度の吐瀉（脱水）、過度の出血などにより現れる。

「臨床所見」：亡陰と亡陽の臨床所見では、亡陰は熱っぽく粘っこい皮膚熱、皮膚の枯燥、肌肉のおとろえ、口渇、口乾、手足が温かい、脈細数などの陰液欲脱（陰液が極端に消耗される、激しい脱水）の症状を伴う。

亡陽は肌膚が冷え（低体温）、手足が冷たい、脱力、脈が弱弱しく、取れないほどなどの症状を伴う。

「治則」：亡陰——生脈散で陰液を助けることを図る。
　　　　亡陽——四逆湯、参附湯で陽気を助けることを図る。

(六) 八綱弁証の関連性

八綱弁証にあたっては、病証を表裏、寒熱、虚実、陰陽に分けたが、それらが各々独立しているわけではなく、互いに影響しあっている。

1、よくみられる八綱弁証の相関性

次のケースはたびたびみられる。臨床上よく観察し正しく弁証しなければならない。

1）表裏同病——表証があり、裏証もある。その時に、寒熱、虚実の症状が重ねてみられることがある。

2）表邪入裏——正気が弱くなると、表邪は裏に入って裏証を引きおこす。
3）裏邪出表——正しい治療により、正気が強くなり、邪気は外へ追い出される。
4）寒熱混在——寒の症状と熱の症状が同時に認められる。その中に上寒下熱、上熱下寒、表熱裏寒、表寒裏熱など様々な症状がみられる。
5）寒熱の転化—寒証から化熱して熱証になる。または熱証から化寒して寒証になる。
6）真寒仮熱——本来は寒証であるが、外見で虚熱の症状がみられる。重症な寒証に陰が強すぎて少ない陽気が外へ追い出されるとき、まれに認められる現象である。その際裏寒の証を伴うことが多い。
7）真熱仮寒——本質は熱証であるが、外見で震え、悪寒などの症状がみられる。これは裏熱が強すぎて、陽気が体内に閉じこめられ、四肢に行きわたらないときに認められる症候である。その際、燥熱など裏熱の証を伴うことが多い。
8）虚実混在——正気と邪気のレベルを比較するときに、虚証の症状と実証の症状が同時にみられることもある。その時には､邪気を取り除く「瀉剤」に扶正の「補剤」も配合しなければならない。

＊実証から虚証に変わる場合は、病状は進行していると考えられる。予後はよくない。

2、よくみられる証

1）表寒証（風寒、表実）——表寒証とは、寒邪が体表に侵襲して現れる証候である。

「臨床所見」：強い悪寒があり、発熱は軽い、舌苔薄白、脈浮緊など。

「治則」：辛温解表（辛温解表剤を用いて風寒の邪を取る）。

「処方例」：麻黄湯、葛根湯など。

2）表熱証（風熱、表実）——温熱病邪が肺と衛分に侵襲して現れる証候である。

「臨床所見」：発熱、軽い悪寒があり、水を欲しがる。舌辺、舌尖部が紅、脈浮数など。

[治則]：辛涼解表（辛涼解表剤を用いて風熱の邪を取る）。

「処方例」：桑菊飲、銀翹散など。

3）表虚証——表虚証には、外感表虚と内傷表虚がある。

「臨床所見」：普段から感冒にかかりやすく治りにくい、発熱、鼻づまり、鼻水など風邪の症状がみられる、脈浮緩など。

「治則」：解肌発表、調和営衛（肌膚の営衛の気血を調和し、表邪を取る）。

「処方例」：桂枝湯、参蘇飲、玉屏風散など。

4）裏寒証（実寒）——裏の実寒証とは、寒邪が臓腑に直中したために現れる証候である。

「臨床所見」：寒がり、四肢の冷え、口渇はない、もし口渇がある場合でも熱い物を飲みたがる、小便清長、大便は水様か泥状、舌淡、舌苔白、脈沈遅など。

[治則]：温裏散寒（おなかを温め、寒邪を取る）。

「処方例」：理中丸、大建中湯、四逆湯など。

5）裏寒証（虚寒、陽虚）——虚寒証とは、体内の陽気が虚しておこる証候である。

「臨床所見」：精神不振、畏寒、四肢の冷え、腹部を触ることを喜ぶ（喜按）、大便溏薄、小便清長、息切れ、脱力感、舌質淡嫩、脈微あるいは沈遅無力など。

「治則」：温陽補虚（虚弱を補い、陽気を温める）。

「処方例」：理中丸、小建中湯など。

6）**裏熱証（実熱）**——裏熱証とは、外邪が裏に伝わって熱化し、あるいは熱邪が臓腑に直中し裏熱が強くなっておこる証候である。

「臨床所見」：身熱、口渇して水を飲みたがる、イライラ、小便黄赤、大便乾結、舌紅で舌苔黄、脈数など。

「治則」：清熱瀉火（清熱し、火熱を鎮める）。

「処方例」：白虎湯、黄連解毒湯。

7）**虚熱証（陰虚）**——虚熱証とは、体内の陰液が虚しておこる証候の一つ。。

「臨床所見」：消痩、ほてり、微熱、口渇、舌紅少苔、脈細数など。

「治則」：滋陰清熱（陰液を補い、虚熱を取る）。

「処方例」：青蒿鼈甲湯、一貫煎、六味地黄丸など。

三．六淫弁証

(一) 六淫弁証の基本特徴

六淫とは六気が邪気に変化したことによる名称である。六気とは天地間に存在する風・寒・暑・湿・燥・（火）という環境気象的条件のことで、何事もなければ人間も、動物もその恩恵を享受できるものである。しかし、何らかの原因により、突然、邪気に変化して人体や動物体を外から襲うことがある。例えば、風邪、寒邪などのように。この時に六気は六淫と呼ばれるようになる。

六淫には、風・寒・暑・湿・燥・火がある。これらは外感病を引きおこす発病因子となる。六淫による疾病は、季節・時期・気候と関係がある。六淫は単独で疾病を引きおこすこともあるし、いくつかが絡みあって疾病を引きおこすこともある。

外感六淫の邪気によらないで、臓腑の病理変化によって風・寒・温・燥・火を引きおこす証候と類似する証候となるものがある。これらは外感六淫と区別するために、内生の五邪（内風・内寒・内湿・内燥・内火）と称している。内生五邪と外感六淫とは弁証上明確に区別しなければならないが、互いに密接に関連しあって病証が成り立っている場合もある。

(二) 六淫の証型

1、風邪証候

証型	症状	治則	処方
外風	発熱、悪風、咳嗽、鼻閉、鼻汁、皮膚の痒み、赤みなど。舌苔薄白、脈浮緩など 風寒—悪寒、やや発熱、体がだるい、舌苔薄白、脈は浮緊 風熱—発熱、やや悪寒、口渇、舌辺先が赤い、舌苔薄白又は薄黄、脈は浮数	疏風解表 疏風散寒 疏風清熱	表証を参照 麻黄湯 銀翹散
内風	めまい、痙攣、震え、てんかん、しびれ、昏迷、半身不随、麻痺などの症状を指す 病邪は痰湿と瘀血による経絡の詰まり 心と脳の機能は邪魔される 元気不足と肝腎両虚によく影響される	通絡疏風 開竅醒脳 補益肝腎	定痛丸 大定風珠 蘇合香丸 安宮牛黄丸など

2、寒邪証候

外寒と内寒の区別がある。

外寒は寒淫証候で、寒邪襲表（寒邪は体表に襲う）、寒凝経脈（寒邪は経絡に滞る）と寒邪直中（寒邪は内臓を直接に侵入する）の種類がある。内寒は内臓の陽気不足によるもので、脾胃の虚寒、腎陽虚がもっとも多くみられる。そのほかに、血虚による内寒、瘀血による内寒もみられる。

証型	症状	治則	処方
外寒	寒邪襲表—悪寒、発熱、舌苔薄白、脈浮緊	疏風散寒	麻黄湯
	寒疑経脈—関節部の痛み、運動障害、温めると緩和	通絡散寒	当帰四逆湯
	寒邪直中—腹痛・腹鳴・泄瀉など	散寒止瀉	理中湯
内寒	冷え、腹部の冷痛（温めると楽）	温陽散寒	大建中湯
	冷え、貧血	補血散寒	四物湯
	冷え、末梢循環の障害、レイノー現象	活血散寒	血府逐瘀湯

3、暑邪証候

傷暑と中暑とがある。

証型	症状	治則	処方
傷暑	悪熱、口渇、脱力感、小便は黄色、舌紅、舌苔白または黄、脈洪数または虚数	清暑泄熱 益気生津	清暑益気湯
中暑	発熱、突然倒れる、意識障害、口渇、あえぎ呼吸、舌質は絳紅、脈数	泄熱開閉	白虎湯

4、湿邪証候

証型	症状	治則	処方
外湿	吐き気、脱力感、関節部の浮腫み･運動障害、湿疹、舌苔白膩、脈濡滑など	清解外湿（せいかいがいしつ）	三仁湯
内湿	食欲不振、便溏、むくみ、湿疹、脱力感。 胆泥証、結石、泌尿器系感染	健脾利湿（けんぴりしつ）	胃苓湯 五淋散

5、燥邪証候

証型	症状	治則	処方
外燥	発熱、頭痛、無汗または少汗、口渇、鼻、咽喉部、から咳、痰は少ない、舌苔は白または黄で舌の津液は少ない、脈浮または浮数	潤燥止咳（じゅんそうしがい）	養陰清肺湯
内燥	口が乾く、ドライアイ、空咳など ドライスキン、鱗屑、痒み	滋陰潤燥（じいんじゅんそう） 潤膚止痒（じゅんふしよう）	麦味地黄丸 当帰飲子

6、火邪証候

病邪が衛・気・営・血のどの部位に影響しているかにより、その治療は異なる。また、臓腑の火熱については臓腑弁証を参照。

証型	症状	治則	処方
衛分の熱	発熱、軽い悪寒悪風、口乾して渇くなど	清熱解表（せいねつげひょう）	桑菊飲、銀翹散
気分の熱	次いで高熱、強い口渇	清熱生津（せいねつしょうしん）	白虎湯
営血の熱	熱が営血に入ると、心煩、不眠が現れ、また出血症状。舌質が赤い。皮膚に紅い発疹、紅斑など症状がみられる	清熱涼血（せいねつりょうけつ）	清営湯 黄連解毒湯

四. 気血津液弁証

気血津液弁証は、気血津液理論を用いて、気血津液の病変を分析する診断方法である。気血津液の病理変化は主にそれらの虚損、および代謝、循環の異常により発生する。具体的な方法として、図に示す。

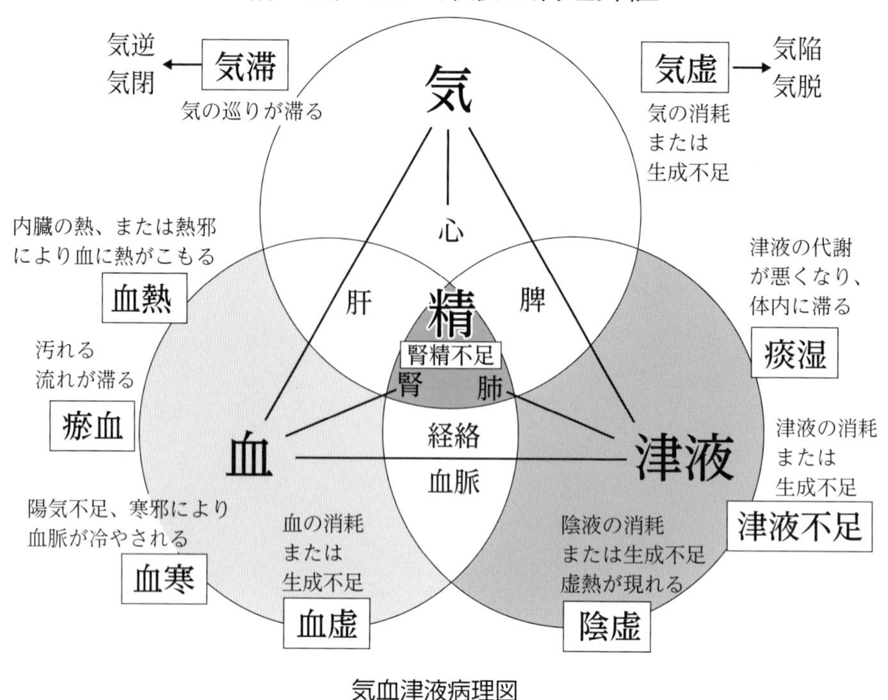

気血津液病理図

図のように、気血津液弁証は気の弁証、血の弁証、津液の弁証に分ける。

・気の病理として、主に気の巡りが乱れる実証と気の消耗または生成不足の虚証によるものがある。

・血の病理として、主に血の消耗または血の生成不足による虚証と、熱邪が血に入り込む血熱、寒邪が血に入り込む血寒、及び血の巡りが滞っている瘀血の実証がみられる。

・津液の病理として、主に津液の生成不足または消耗される虚証と、津液の代謝障害、巡りが悪いことによる痰湿、水湿などがみられる。

(一) 気病弁証

気病の証候は多いが、一般には気虚・気陥・気滞・気逆の四つに分類することができる。

1、気虚証（ききょしょう）

気虚証とは、体の機能低下により現れる証候である。長期にわたる病気や過労あるいは高齢などの要因により、身体の気が虚することによっておこる場合が多い。

「臨床所見」：息切れ、吠える気力が弱々しい、脱力感、活動時に諸症状が増悪する、舌質淡で苔白、脈虚無力。

「治則」：補気。

「処方例」：四君子湯、補中益気湯など。

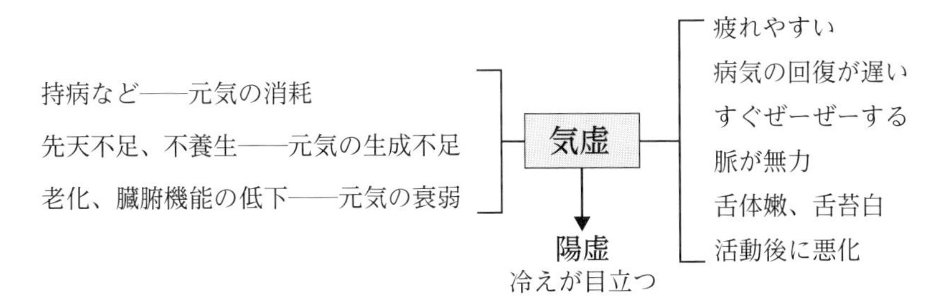

気虚のメカニズム

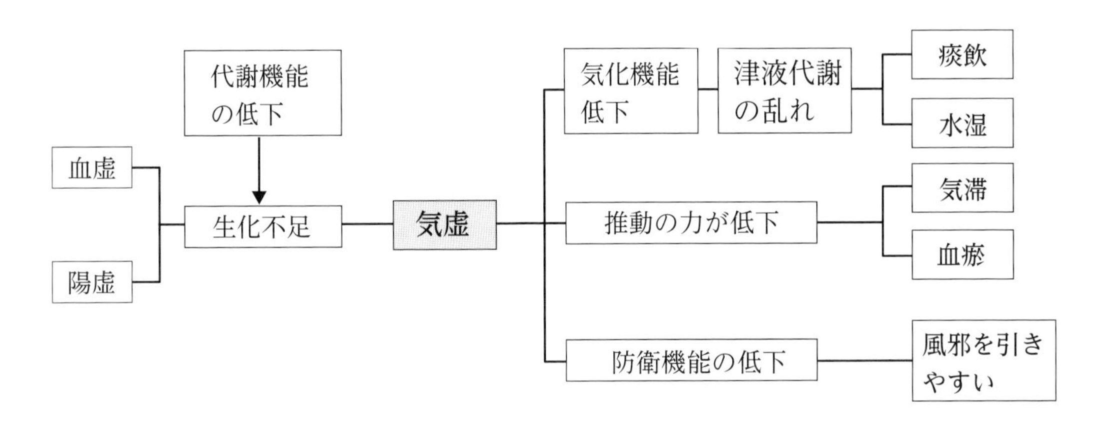

気虚によって発生する病理変化

2、気陥証（きかんしょう）

気陥証は、気が虚して上昇無力となったため、気が下陥（げかん）しておこる証候である。気虚証が進行して生じるか、ほかの病気により気が消耗したことによっておこる。

「臨床所見」；弱弱しい呼吸、息切れ、脱力感、舌質淡で舌苔白・脈弱、気管虚脱、脱肛、子宮脱出など。

「治則」：益気昇提（えききしょうてい）（補気して下陥する内臓を正常位置に戻す）。

「処方例」：補中益気湯、昇陥湯など。

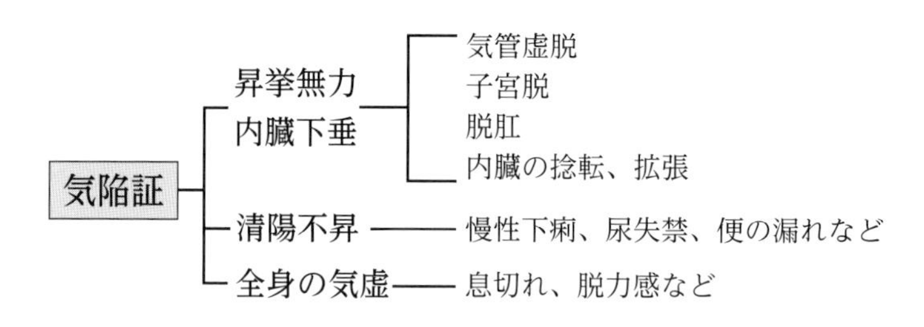

気陥証の病理機序

3、気滞証（きたいしょう）

気滞証とは、ストレスの感受、情志の異常な変化・飲食の不摂生・外邪の感受などにより生体の所定の部位あるいは所定の臓腑の気機が阻滞し、運行不良となっておこる証候である。

「臨床所見」：イライラ、凶暴、腹部の脹り、疼痛。

「治則」：理気行気。

「処方例」：逍遥散、平胃散など。

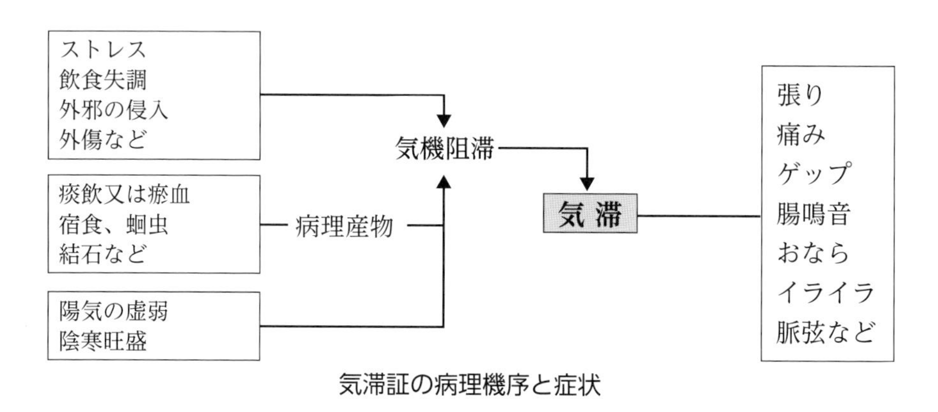

気滞証の病理機序と症状

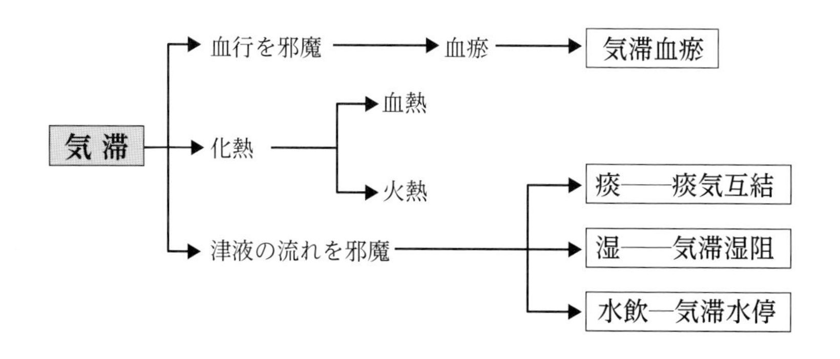

気滞証が血、津液に与える影響

4、気逆証

気逆証とは、気機の昇る、下がる機能が失調により、気が上逆しておこる証候のことである。一般には、肺気・胃気上逆を指すことが多い。

「臨床所見」：
- 肺気上逆の特徴は、咳嗽と喘息である。
- 胃気上逆では、しゃっくり、ゲップ、吐き気、嘔吐などが現れる。

「治則」：降気止逆（上逆の気を下し、咳、嘔吐などを止める）

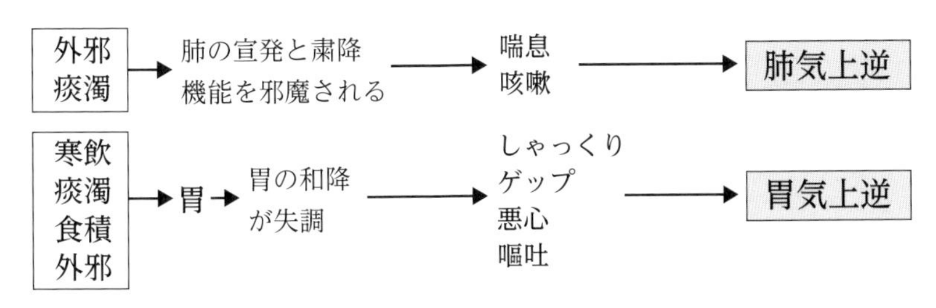

気逆の病理機序

(二) 血病弁証

血病には、血虚、血瘀、血熱、血寒などがある。

1、血虚証

血虚証は、失血過多、あるいは脾胃虚弱による生化不足、ストレスによる陰血損耗などによりおこる。

「臨床所見」：貧血、不整脈、不眠、疲れ、毛並にツヤがない、脱毛。舌質淡、脈細無力。

「治則」：養血補血。

「処方例」：四物湯など。

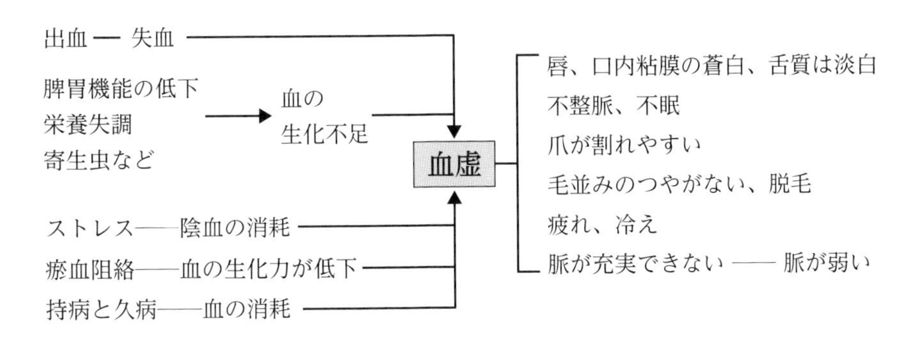

血虚の病理機序

2、血瘀証

血行が停滞するために生じる証候である。気虚により血行が鬱滞したり、寒凝・気滞により血流が阻害されたり、外傷などにより経脈から離れた血が瘀血となって局所に停留する結果、血行に影響して生ずるものである。また血瘀のために血の性状が病的に変化して瘀血を生ずることが多い。以上のことから、瘀血は血行障害が原因で生ずる病理産物であり、血瘀は血行障害そのものである。血瘀は瘀血の原因となる。

「臨床所見」：より激しい疼痛、疼痛部位は固定している、拒按、腫塊。色素沈着、唇や爪がチアノーゼ状になる・皮膚は青紫色を帯びたり黒ずんだりする。皮膚の苔癬化、イボ、腫瘤など。舌質紫暗、あるいは瘀斑、瘀点がある、脈渋。

「治則」：活血化瘀。

「処方例」：桃紅四物湯、血府逐瘀湯など。

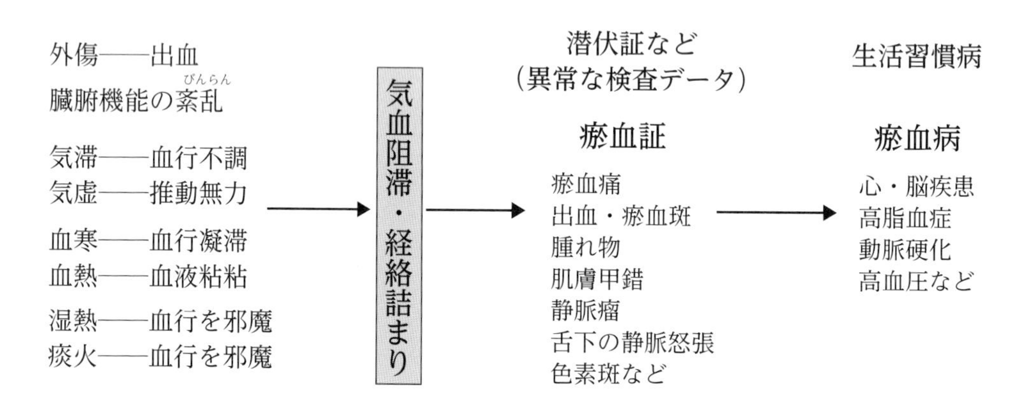

瘀血の病理機序

3、血熱証

血熱証は、熱邪の侵入、または臓腑の火熱が盛んとなり、その熱が血に影響して生じる証候である。

「臨床所見」：発熱、皮膚の赤い発疹、紫斑、咳血、吐血、血尿、衄血、イライラ、のぼせ、ほてり、便秘、口渇、目が充血、舌質紅絳、脈弦数。

「治則」：清熱涼血（清熱と涼血薬を用いて血中の熱を冷ます）。

「処方例」：犀角地黄湯、清営湯など。

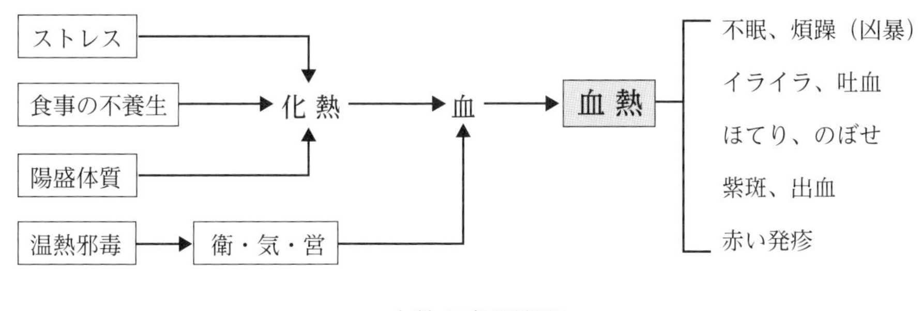

血熱の病理機序

4、血寒証（けっかんしょう）

血寒証は、局部の脈絡が寒凝気滞のために、血行障害を引きおこして現れる証候のことである。寒邪の感受または陰寒の内盛により、血脈の運行が障害されておこるものが多い。

「臨床所見」：四肢の運動障害、レイノー現象、皮膚は紫暗色で冷たい、冷えるのをいやがり、温めると軽減する、舌質淡暗で舌苔白、脈沈遅渋。

「治則」：温経散寒逐瘀（おんけいさんかんちくお）（経脈を温め、寒邪を取り除き、瘀血をとる）。

「処方例」：当帰四逆湯。陽和湯など。

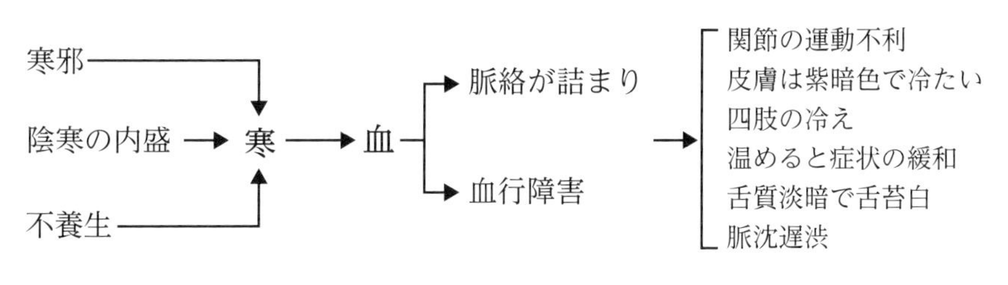

血寒証の病理機序

(三) 気血同病弁証

気と血とのあいだには、相互依存・相互資生・相互為用という密接な関係がある。したがって、疾病が生じると、気血は相互に影響しやすくなる。気病と同時に血病が現れる証候を、気血同病という。この気血同病で臨床上よく現れる証候には、気滞血瘀、気虚血瘀、気血両虚、気不摂血などがある。

1、気滞血瘀証（きたいけつおしょう）

気滞血瘀証とは、気機が鬱滞したため血行が阻滞して現れる証候である。情緒不安のため、肝気の鬱滞が長びいておこるものが多い。

「臨床所見」：胸脇の脹り、イライラ、結節、腫瘤、痛みがあり拒按を伴う。舌質紫暗、あるいは瘀斑がある、脈渋。

「治則」：行気活血（こうきかっけつ）（気と血の巡りを改善する）。

「処方例」：血府逐瘀湯など。

２、気虚血瘀証

気虚血瘀証とは、気虚のため血を推動する力が低下し、血行が滞るために現れる証候である。

「臨床所見」：唇が淡白あるいは暗い、脱力感、息切れ、吠える力が弱い、局部の運動障害、痛み、拒按、舌質淡暗あるいは紫斑がある・脈沈渋。

「治則」：益気活血（気を補い、血の巡りをよくする）。

「処方例」：桃紅四物湯加人参、黄耆など。

３、気血両虚証

気血両虚証とは、気虚と血虚が同時に存在する証候である。病気が長期化して気虚となり、そのため生血機能が低下しておこる場合、あるいは失血のため気も同時に脱失しておこる場合などがある。

「臨床所見」；息切れ、脱力感、唇が蒼白あるいは萎黄、不整脈、不眠、舌質淡嫩、脈細弱。

「治則」：益気補血（気血を補う）。

「処方例」：八珍湯など。

４、気不摂血証

気不摂血証とは、気虚のため血を統摂できなくなっておこる出血証候のことである。

「臨床所見」：吐血、血便、皮下の瘀斑、性器の不正出血、息切れ、脱力感、舌質淡、脈細弱。

「治則」：補気摂血（補気し血を固摂する）。

「処方例」：帰脾湯など。

(三) 津液弁証

- 体液の代謝の異常によって発生する。
- おもに脾・肺・腎の働きの乱れに関連することが多い。
- 津液不足と水湿停滞に分けられる。

1、津液不足証

津液不足証とは津液の損傷によって全身の臓腑組織を潤すことができなくなり、乾燥の症状を表す病証である。

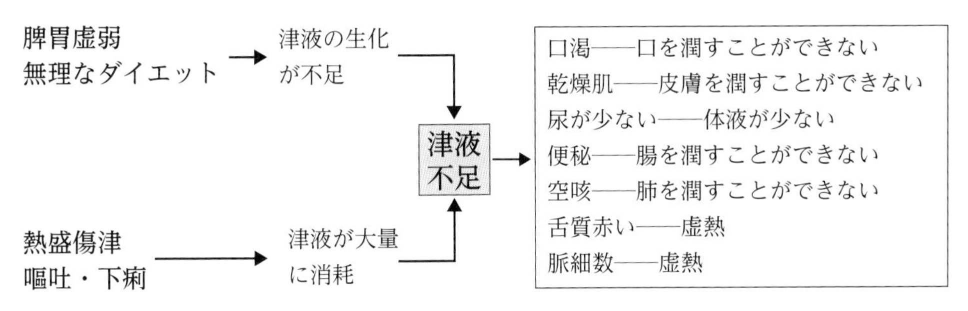

津液不足の病理機序

「臨床所見」：口渇、皮膚の乾燥、鱗屑、小便が少ない、便秘、舌紅少津、脈が細数。

「治則」：生津潤燥（しょうしんじゅんそう）（津液を補い、乾燥を潤す）。

「処方例」：増液湯、生脈散など。

2、痰湿証（たんしつしょう）

痰あるいは水液が全身あるいは局部に停滞することによって現れる病証である。

1）痰湿証の症状

臨床所見	証候分析
痰多・痰鳴	痰湿が肺に影響すると痰が多く、ノドにゴロゴロと痰の音がする
食欲減退 悪心嘔吐	痰が脾胃の運化作用に影響すれば、一連の消化吸収作用の低下による症状が現れる
軟便・泥状便 小便不利	痰湿が腸内に下注すれば軟便・泥状便となる。小便の出が悪いのは正常な水液代謝が行われていないことを示している
体がだるい・浮腫	痰湿が体内に停滞すると体が重だるく、むくみが現れることもある
関節腫大・腹水	局所に停滞すると関節が腫れ、腹水が現れることがある
舌苔白膩・脈滑	体内に痰湿が停滞していることを示している
てんかん、痙攣 痴呆傾向、不安	痰が心脳に影響を与え、神経症状が現れる
腫瘤・イボ	痰湿が皮膚、組織に滞ると腫瘤、イボが発生する

2）痰湿証の治療

痰湿の形状や、どこに滞っているかによって症状が違うが、化湿（かしつ）・利水（りすい）・祛痰（きょたん）などの方法を用いる。

①痰証

「臨床所見」：痰が多く、吐き気、嘔吐、てんかん、痙攣、震え、腫瘤、イボ、舌苔膩、脈滑。

また、痰証には寒痰、熱痰、風痰の区別があり、寒痰は上記の症状に冷え、白い痰ないし、透明な痰など寒の症状が認められる。熱痰は上記症状に黄色い、粘稠痰、便秘、口渇など熱の症状が認められる。風痰はとくに痙攣、ふるえなど風の症状が目立つ。
「治則」：基本的に化痰利湿（痰と湿を取り除く）。
寒痰の場合は温寒化痰（温めて寒邪をとり、痰を取り除く）、処方例：小青竜湯など。
熱痰の場合は清熱化痰（熱邪と痰を取り除く）、処方例：麻杏甘石湯など。
風痰の場合は袪風化痰開竅（風邪と痰湿を取り除き、心神を醒ます）、処方例：滌痰湯、定癇丸、熄丸など。

②飲証

水湿が臓腑、組織に停滞していると飲証となる。
「臨床所見」：腹部の張り、腸鳴音が亢進、透明な唾液があふれる、透明な痰を伴う咳・喘息、不整脈、胸水、尿が少ない、浮腫み、舌苔白滑、脈は弦。
水飲が滞る場所によって、治療に差がある。水飲は胃腸に停滞していると、腸鳴音が目立つ、透明な唾液があふれる、腹部の張りが認められ、痰飲と呼ぶ。水飲は肺に停滞すれば、咳または喘息、泡状の痰がみられ、立っていられない、不整脈が認められ、支飲と呼ぶ。
「治則」：基本的に温陽化飲（陽気を温め、水飲を取り除く）。
痰飲の場合は健脾化飲（脾の運化機能を強化し水飲を取り除く）、処方例：苓桂朮甘湯など。
支飲の場合は温陽化飲、処方例：苓甘五味姜辛湯など。

③水腫

水腫は脾・肺・腎の水液を主る機能が失調することによって水液は体内に停滞し発生する。その中に気虚による血瘀、水湿の滞ることはもっともよくみられ、その次に脾腎陽虚、気滞血瘀も認められる。そのほかに、肝腎陰虚、湿熱の要素も関与する可能性がある。
「臨床所見」：関節、腹腔、胸腔に水が溜っていることが認められる。舌質淡、胖大、舌苔白滑、脈は沈遅無力。
「治則」：補気活血、温陽利水（気を補い、血の巡りを改善、陽気を温め、水飲の邪を取り除く）。処方例：四君子湯＋桃核承気湯、補陽還五湯＋五苓散など。
脾腎陽虚であれば、牛車腎気丸、湿熱であれば、中満分消丸ないし茵陳蒿湯を加減する。

＊表：痰飲・水湿によく使用される処方

処方名	効能	使用範囲
平胃散	燥湿健脾	食欲不振、吐き気、嘔吐など
茵陳蒿湯	清熱利湿	湿熱の停滞による黄疸など
五苓散	利水滲湿	寒湿の停滞などによる浮腫み、小便不利など
猪苓湯	利水清熱	湿熱の停滞による熱感を伴う小便不利など

防已黄耆湯	健脾利水（けんぴりすい）	脾気虚で風湿を感受したことによる浮腫み、小便不利など
二陳湯	燥湿化痰（そうしつかたん）	祛痰の代表処方。吐き気、嘔吐、痰が多いなど
温胆湯	理気化痰（りきかたん）	痰濁による不眠、多夢、イライラ、不安、吐き気、嘔吐など
苓桂朮甘湯	温化水飲（おんかすいいん） 健脾利湿（けんぴりしつ）	腸鳴音が目立つ、あえぎ呼吸、透明な唾液が溢れる。腹部の張り、時に不整脈など

五．臓腑弁証

臓腑弁証は臓腑の生理機能、病理変化によって疾病に対する弁証論治の方法である。

臓腑弁証は、八綱弁証、気血津液に基づいた弁証方法で、内臓の変化を測り、病気の部位、病気の性質などをさらに分析し治療を正確に行う。

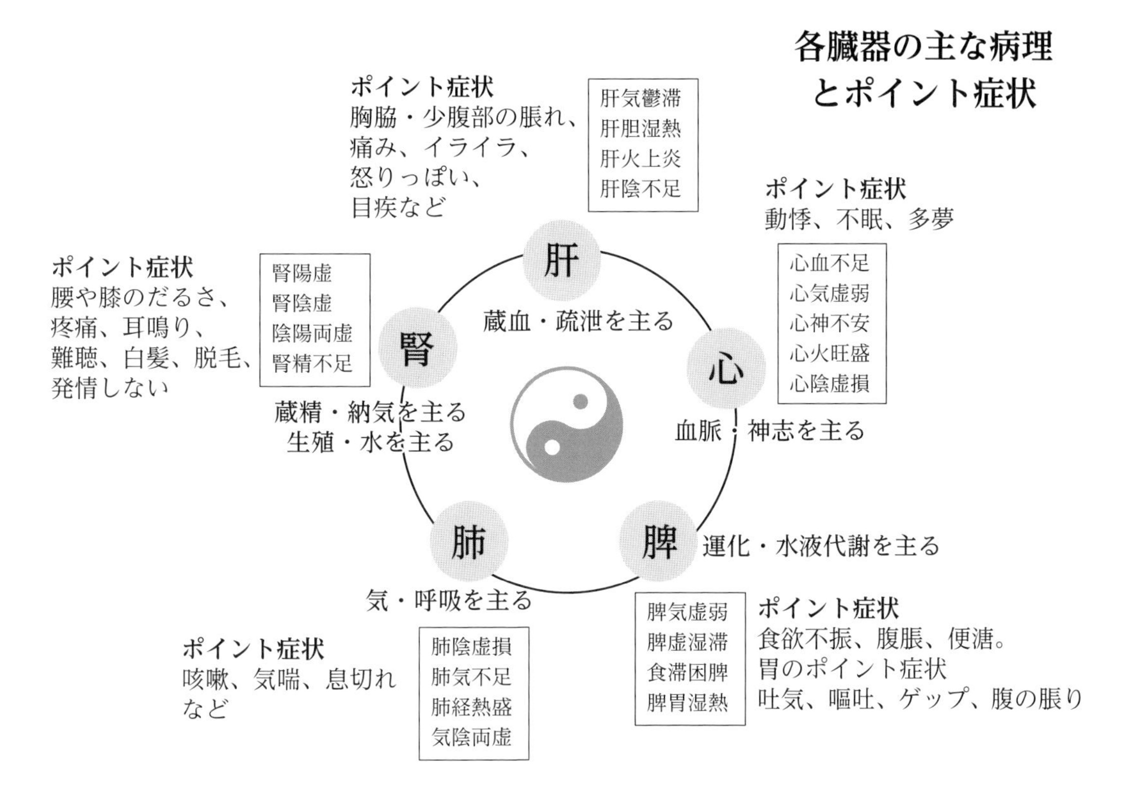

図：五臓の生理と主な病理機序およびポイント症状

内臓に疾病が罹患されるとき、各内臓に特有な症状が現れ、それらの症状が確認すればその内臓の病気によるものであると判断できる。

便宜上、それらの特有な症状をポイント症状と呼ぶ。

(一) 心・小腸病弁証

心の病証には、虚証と実証がある。心の虚証は、長期にわたる病気のため正気を損傷したり、稟賦（先天の体質）不足、あるいはストレスなどが要因となって、心気や心陽を損傷したり、心陰や心血を損耗しておこるものが多い。また心の実証は、痰阻、火擾（擾とは、かき乱すこと）、寒凝、瘀血、気滞などによりおこるものが多い。

- 心病のポイント症状——不整脈、不眠、多夢、精神症状。

よくみられる心疾患の病理変化を次にまとめる。

- 心気虚——心の機能活動の低下：不整脈、息切れ、あえぎ呼吸、疲れ、舌淡、脈虚。
- 心陽虚——上記症状以外に寒がり、冷え、チアノーゼ。
- 心血虚——心血不足の虚証：不整脈、失眠、夢が多い、唇と粘膜の色が蒼白、舌淡、脈細弱。
- 心陰虚——心血虚の症状以外にほてり、のぼせ、口の乾き、舌紅少津、脈細数。
- 瘀血——不整脈、チアノーゼ、舌の瘀斑、舌下静脈怒張など。
- 心神不安——不眠、多夢、認知症などの精神・意識の異常など。

1、心気虚証

「臨床所見」：不整脈、息切れ、あえぎ呼吸、活動後に症状が増悪する、脱力感、起立不能。舌質淡、舌苔白、脈虚。

「治則」：補益心気（心気を補う）。

「処方例」：養心湯あるいは生脈散など。

2、心陽虚証

「臨床所見」：不整脈、息切れ、あえぎ呼吸、寒がり、四肢の冷え、チアノーゼ、舌質淡胖、舌苔白滑、脈微細。

「治則」：温通心陽（心の陽気を温める）。

「処方例」：保元湯あるいは桂枝加人参湯、生脈散など。

3、心陽暴脱証

「臨床所見」：四肢厥冷、呼吸微弱、チアノーゼ、意識がはっきりしない。脈微弱欲脱。

「治則」：回陽救逆、固脱（陽気を温め、心神を取り戻す）。

「処方例」：参附湯あるいは四逆湯＋生脈散など。

4、心血虚証

「臨床所見」：不整脈、貧血、失眠、多夢、唇と粘膜の色が蒼白、舌淡、脈細弱。

「治則」：養血安神（血を補い、心神を安定させる）。

「処方例」：炙甘草湯あるいは天王補心丹など。

5、心陰虚証

「臨床所見」：不整脈、不眠、多夢、ほてり、のぼせ、口の乾き、舌紅少津、脈細数。

「治則」：養陰寧心（心陰を養い、心神を安定させる）。

「処方例」：天王補心丹など。

6、心火亢盛証

「臨床所見」：煩躁、不眠、目の充血、口渇、小便は黄色、大便は硬い、舌尖紅絳、あるいは口舌に瘡が生じ、びらん。脈数有力。

「治則」：清心瀉火（心熱を取り除く）。

「処方例」：瀉心湯など。

7、心血瘀阻証

「臨床所見」：不整脈、息切れ、チアノーゼ。舌質暗紫あるいは瘀斑、瘀点、舌下の静脈拡張。脈細渋、あるいは結代。

「治則」：活血化瘀（瘀血を取り除き、血の巡りをよくする）。

「処方例」：血府逐瘀湯、通竅活血湯など。

8、痰迷心竅証

「臨床所見」：イライラ、吠え、痴呆、旋回運動、動きに異常がみられ、癲癇症状、痰鳴がある。舌苔白膩、脈滑。

「治則」：化痰開竅（風痰を取り除き、心竅を醒める）。

「処方例」：導痰湯十蘇合香丸、熄丸など。

9、小腸実熱証

「臨床所見」：煩躁、口渇、口や舌に瘡が生じる。小便が赤い。濁った尿、舌質紅、舌苔黄、脈数。

「治則」：心と小腸の熱を清瀉する。

「処方例」：導赤散あるいは清心蓮子飲など。

（二）肺・大腸病弁証

肺の病証には、虚証と実証がある。肺の虚証は気虚と陰虚が多く、実証は風寒燥熱などの邪気の侵襲あるいは痰湿が肺に詰まることによりおこるものが多い。

大腸の病証には、湿熱によるもの、津液不足および陽気虚などがある。

肺病のポイント症状――咳、喘息、息切れ

大腸病のポイント症状－下痢、便秘

次によくみられる肺の病理変化をまとめると、

- 肺気虚——疲れ、咳嗽、喘息、呼吸は弱々しい
- 肺陰虚——のぼせ、ほてり、空咳など
- 痰湿阻肺——咳嗽、喘息、痰が多い、泡状・さらっとした透明な痰。
- 痰熱犯肺——咳嗽、喘息、痰が黄色い、粘稠痰など。

1、肺気虚証（はいききょしょう）

「臨床所見」：咳、喘息、呼吸に力がない。息切れ、吠え声に力がなく、唾液はうすくて透明、疲れやすい、舌質淡、脈虚弱。

「治則」：補益肺気（ほえきはいき）（肺気を補う）。

「処方例」：補肺湯あるいは補中益気丸など。

2、肺陰虚証（はいいんきょしょう）

「臨床所見」：空咳、喘息、水を欲しがる、痩せ、ほてり、のぼせ。舌紅少津、脈細数。

「治則」：滋陰潤肺（じいんじゅんぱい）（肺陰を補う）。

「処方例」：百合固金湯あるいは八仙丸など。

3、風寒束肺証（ふうかんそはいしょう）

「臨床所見」：くしゃみ、痰は透明で、鼻詰まり、鼻汁は水様、舌苔白、脈浮緊。

「治則」：疏散風寒（そさんふうかん）、宣肺止咳（せんぱいしがい）（風寒の邪を取り除き、肺の宣発機能を正常させ、咳止め）。

「処方例」：小青竜湯など。

4、痰湿阻肺証（たんしつそはいしょう）

「臨床所見」：咳嗽、喘息、痰の色は白く喀出しやすい。舌質淡・舌苔白膩、脈滑。

「治則」：燥湿化痰（そうしつかたん）（湿邪と痰を取り除く）。

「処方例」：定喘湯など。

5、熱邪壅肺証（ねつじゃようはいしょう）

「臨床所見」：咳、喘息、痰は粘稠で黄色い。口渇、イライラ、ひどい場合には鼻翼煽動をともなう。肺癰になれば、壮熱、膿血や生臭い痰を吐く。便秘、小便短赤、舌質紅、舌苔黄、脈滑数。

「治則」：清肺泄熱（せいはいせつねつ）、止咳平喘（しがいへいぜん）（肺の熱邪を取り除き、咳と喘息を鎮める）。

「処方例」：麻杏止咳錠、白虎湯など。

6、大腸湿熱証

「臨床所見」：粘液便、あるいは激しい下痢（黄色い水様便）。小便短赤、口渇を伴う。舌質紅、舌苔黄膩、脈滑数。

「治則」：清利湿熱止瀉（大腸の湿熱邪を取り除き、下痢止め）。

「処方例」：白頭翁湯、葛根芩連湯など。

7、大腸津虚証

「臨床所見」：大便秘結、排便困難、数日に一回、水を欲しがる、口臭、舌質紅少津、舌質黄燥、脈細渋。

「治則」：潤腸通便（腸の乾燥を潤し便通をよくする）。

「処方例」：麻子仁丸など。

8、腸虚滑泄証

「臨床所見」：下痢が止まらなくなる。あるいは大便失禁、脱肛を発症することもある。腹部のマッサージを喜ぶ。舌質淡、舌苔白滑、脈沈弱。

「治則」：渋腸固脱（収斂し、下痢止め）。

「処方例」：養臓湯など。

（三）脾・胃病弁証

脾胃の病証には、寒証、熱証、虚証、実証がある。脾病では、陽気虚衰のため運化機能が失調し、そのため水湿や痰飲が内生しておこる病証あるいは統血機能が失調しておこる出血病証がみられる。また胃病では、受納機能や腐熟機能の障害、あるいは胃気上逆の病変がみられる。

- 脾胃病のポイント症状：食欲不振、腹脹、便溏。吐気、嘔吐、ゲップ。

よくみられる脾胃の病理変化。

- 脾気虚――便溏（軟便）、食欲不振、脱力感、痩せ、または筋肉の萎縮など。
- 脾陽虚――脾気虚の症状に、冷え、便の漏れ。
- 脾虚湿滞――水液が体内に停滞し、湿・痰などの病理産物が生じ、また水腫となることもある。
- 脾気不摂――血便、血尿、性器の不正出血などの慢性出血。
- 脾胃不和――涎液の分泌が急激に増え、涎が口から溢れでるようになる。

1、脾気虚証

「臨床所見」：食欲不振、腹の脹り、大便溏薄、脱力感、息切れ、吐き気、痩せ、舌質淡、舌苔白、脈緩弱。

「治則」：益気健脾（脾気を補い、運化機能を改善する）。

「処方例」：香砂六君子湯など。

2、脾陽虚証

「臨床所見」：食欲不振、腹の張り、温めると楽、喜按、大便溏薄あるいは完穀不化、四肢不温、舌質淡胖、舌苔白滑、脈沈遅無力。

「治則」：温陽健脾（脾の陽気を温め、運化機能を改善する）。

「処方例」：附子理中丸、人参湯など。

3、中気下陥証

「臨床所見」：腹部に膨満感があり、食後増悪する。息切れ、脱力感、舌質淡、舌苔白、脈弱。あるいは慢性の下痢、気管虚脱、脱肛、子宮脱など。

「治則」：益気昇提（脾の上昇の気を補い、慢性下痢、内臓下垂を改善する）。

「処方例」：補中益気湯など。

4、脾不統血証

「臨床所見」：血便、血尿、歯衄、食欲不振、大便溏薄、脱力感、息切れ。舌質淡、舌苔白、脈細弱。

「治則」：益気摂血（脾の気を補い、固摂機能を強化する）。

「処方例」：帰脾湯など。

5、胃陰虚証

「臨床所見」：よく食べる、口渇、大便乾結、吐き気、しゃっくり、ほてり、舌質紅少津、脈細数。

「治則」：滋補胃陰（胃の陰液を潤す）。

「処方例」：沙参麦門冬湯など。

6、食滞胃脘証

「臨床所見」：腹部の脹り、ゲップ、腐敗物を嘔吐、失気、泥状便あるいは下痢、舌苔厚膩、脈滑。

「治則」：消食導滞（食滞を取り除く）。

「処方例」：保和丸、平胃散など。

7、胃熱証

「臨床所見」：口渇、水を欲しがる、よく食べる。食事のあと吐く、口臭。歯肉腫痛、大便秘結、舌質紅、舌苔黄、脈滑数。

「治則」：清胃瀉火（胃熱を取り除く）。

「処方例」：清胃散など。

(四) 肝・胆病弁証

肝の病証には、虚証と実証のものがある。虚証には肝陰不足、肝血不足が多くみられる。一方、実証には気鬱、火盛が旺盛、および寒邪や湿熱の侵犯によりおこるものが多い。

肝胆病のポイント症状―胸脇・腹部脹り、イライラ、噛みつく、四肢のふるえ、手足の痙攣、目疾、黄疸など。

よくみられる肝胆の病理変化をまとめると、

- 肝鬱――イライラ、腹部の張り、凶暴になる。
- 肝血虚――貧血、毛並みの艶がない、不整脈、爪が割れやすく、または変形、目が乾く、四肢の震え、痙攣しやすい。
- 肝陰虚――貧血、のぼせ、ほてり、視力低下、震え、痙攣など。
- 肝陽上亢――口渇、目が充血、半身不随など
- 肝気犯胃――吐き気・ゲップ・腹部の脹り、下痢など。
- 肝胆湿熱――消化不良、黄疸、目が充血、目やに、胆泥証、湿疹など。

1、肝気鬱滞証

「臨床所見」：イライラ、怒りっぽい、脈弦。頚部の腫瘤。

「治則」：疏肝理気解鬱（肝の疏泄機能を正常化し、気の巡りをよくする、うつを取る）。

「処方例」：柴胡疏肝散、逍遥散など。

2、肝火上炎証

「臨床所見」：目の充血、口渇、イライラ、噛みつく、不眠、便秘、尿黄、舌質紅、舌苔黄、脈弦数。

「治則」：清瀉肝火（肝の熱を取り除く）。

「処方例」：竜胆瀉肝湯など。

3、肝血虚証

「臨床所見」：貧血、毛並みの艶がない。爪が脆くなる。多夢、視力減退あるいは夜盲症、白内障など。四肢の震え、関節の運動障害、肌肉がピクピク痙攣する。舌質淡、舌苔白、脈弦細。

「治則」：補益肝血（肝血を補う）。

「処方例」：四物湯など。

4、肝陰虚証

「臨床所見」：両目が乾く、ほてる、イライラ、怒りっぽい、不眠、多夢、口渇、手足のふるえ、斜頸。舌質紅少津、脈弦細数。

「治則」：滋補肝陰（肝の陰液を潤す）。

「処方例」：一貫煎、杞菊地黄丸など。

5、肝風内動証

「臨床所見」：震え、旋回運動、斜頸、まっすぐに歩けない。突然倒れる、顔面神経麻痺。舌質紅、舌苔白あるいは膩、脈弦有力。

「治則」：平肝熄風（肝の内風震え、けいれんの症状を鎮める）。

「処方例」：鎮肝熄風湯、釣藤散＋半夏白朮天麻湯など。

6、胆熱痰擾証

「臨床所見」：驚きやすい、不眠、イライラ、嘔吐、舌苔黄膩、脈弦滑。

「治則」：利胆化痰清熱（胆汁の排泄を正常化させ、胆熱と痰を取り除く）。

「処方例」：温胆湯など。

（五）腎・膀胱病弁証

腎は元陰と元陽を蔵している。元陰と元陽は、生体の生長・発育の根源であり、臓腑機能活動の根源とされている。そのため腎が損傷されると、諸臓腑はその影響を受けやすい。また腎の病証には、虚証が多い。腎陽虚、腎陰虚、腎精不足、腎気不固、腎不納気などである。一方、膀胱の病では、湿熱証が多くみられる。

腎病のポイント症状——脱力感、腰の痛み、難聴、白髪、脱毛、二便異常、痴呆傾向など。

膀胱のポイント症状——頻尿、尿急、尿閉、遺尿、尿失禁など。

次によくみられる腎の病理変化をまとめると、

- 腎気虚——疲れ、頻尿、遺尿、あるいは尿少、尿閉、足腰の痛み、疲れやすいなど。
- 腎陽虚——冷え、寒がり、足腰の痛み、脱力感など。
- 腎陰虚——ほてり、のぼせなど。
- 腎不納気——少し動いただけで息切れ、パンディング、また呼吸困難など。
- 腎精不足——泉門閉鎖遅延・骨軟無力、発育不良など、腰足の脱力・痛み、歩行がぐらつく、歩行できなくなる、歯が抜ける、脱毛、難聴、認知症など

1、腎陽虚証

「臨床所見」：足腰が弱い、疼痛、畏寒、四肢が冷える、舌質淡胖、舌苔白、脈沈弱。

「治則」：温補腎陽（腎の陽気を温め、補うこと）。

「処方例」：八味地黄丸など。

2、腎陰虚証（じんいんきょしょう）

「臨床所見」：足腰が弱い、痩せ、毛並みが乾燥し、艶がなくなる。ほてり、のぼせ、口渇。舌質紅、少津、脈細数。

「治則」：滋補腎陰（じほじんいん）（腎の陰液を潤す）。

「処方例」：六味地黄丸、知柏地黄丸など。

3、腎精不足証（じんせいふそくしょう）

「臨床所見」：発育が遅い、体が小さく、知能の発達が悪い。動きがにぶく、泉門の閉鎖が遅く、骨格が軟弱であるなど。

老化現象が早く現れ、脱毛、歯が抜けやすくなる。難聴、足に力が入らないなど。

「治則」：補益腎精（ほえきじんせい）（腎精を補う体力を強化）。

「処方例」：海馬補腎丸、大補元煎、河車大造丸など。

4、腎気不固証（じんきふこしょう）

「臨床所見」：足腰が弱い。頻尿、小便失禁、夜間頻尿、流産しやすい、舌質淡、舌苔白、脈沈弱。

「治則」：補腎固摂（ほじんこせつ）（腎を補い、腎気の固摂機能を強化する）。

「処方例」：固精丸、至宝三鞭丸など。

5、腎不納気証（じんふのうきしょう）

「臨床所見」：息切れ、喘息、呼多吸少、動くとゼーゼーする、冷え、腰足が弱い。咳をすると小便が漏れる。舌質淡、脈沈無力または浮大無力。

「治則」：補腎納気（ほじんのうき）（腎を補い、腎の納気機能を強化する）。

「処方例」：七味都気丸、人参胡桃湯、海馬補腎丸など。

6、膀胱湿熱証（ぼうこうしつねつしょう）

「臨床所見」：頻尿、尿は黄色で短少、血尿、尿に砂状の結石を伴う。舌質紅、舌苔黄膩、脈滑数。

「治則」：清利膀胱湿熱（せいりぼうこうしつねつ）（膀胱の湿熱の邪気を取り除く）。

「処方例」：八正散など。

(六) 臓腑相関弁証

臓と臓あるいは臓と腑のあいだには、生理上、密接な関係があるため、病理においても相互に影響しあうことが多い。臓病は、他の臓や腑にも影響を及ぼすことがあり、また腑病も他の腑や臓に影響を及ぼすことがある。二つ以上の臓器が相次いで、あるいは同時に発病するものを臓腑兼病という。

1、心腎不交証（しんじんふこうしょう）

生理的には、心陽（火）は腎に下降して腎水を温めており、また腎陰（水）は上に作用して心火が亢進し過ぎないように、心火を養っている。水と火が助けあうこのような状態を心腎相交という。

持病、老化などにより腎水が不足したために心火が亢進し、あるいはストレスにより心火が亢進することにより、腎と相交できなくなって、心腎の陰陽水火の協調関係が失調しておこる病証を、心腎不交という。

「臨床所見」：イライラ、不眠、不整脈、足腰が弱い、ほてり、咽渇、舌質紅、脈細数。

「治則」：交通心腎（こうつうしんじん）、滋陰降火（じいんこうか）（心腎の陰陽を調節し、心熱を取り、心腎の陰液を補う）。

「処方例」：六味地黄丸＋交泰丸、黄連阿膠湯など。

2、心脾両虚証（しんぴりょうきょしょう）

心血の不足と脾気の虚弱が、ともに現れる病証である。慢性出血、あるいはストレス、飲食の不摂生などにより、心血の損傷、脾気の損傷を引きおこして発病するものが多い。

「臨床所見」：不整脈、不眠、多夢、食欲減退、腹部の脹り、泥状便、脱力感、皮下出血。舌質淡嫩（どん）、脈細弱。

「治則」：補益心脾（ほえきしんぴ）（心と脾を補い、心神を安定させる）。

「処方例」：帰脾湯など。

3、心腎陽虚証（しんじんようきょしょう）

心と腎の陽は相互に協調して、臓腑の温煦、血脈の運行、津液の気化を行っている。したがって心腎陽虚になると、陰寒内盛、血行障害、水気停留などの病変がおこりやすい。

「臨床所見」：寒がり、四肢が冷える、不整脈、尿不利、チアノーゼ、舌質青紫、暗淡、舌苔白滑、脈沈微。

「治則」：温補心腎（おんほしんじん）（心と腎の陽気を温めて補う）。

「処方例」：真武湯、桂枝加附子湯など。

4、心肺気虚証（しんぱいききょしょう）

肺気が虚弱となり宗気が不足すると、推動作用が低下し血行無力となる。また心気が不足して血行が悪くなると、肺気の宣散、粛降機能にも悪影響をおよぼす。その結果として呼吸異常および、血行障害を引きおこす。

「臨床所見」：不整脈、息切れ、咳、喘息、だるそう、動くと症状が増悪する、舌質暗淡、脈細弱。

「治則」：補益心肺（ほえきしんぱい）、補気通陽（ほきつうよう）（心肺の気を補い、陽気の巡りをよくする）。

「処方例」：生脈散、生脈散＋四君子湯など。

5、脾腎陽虚証

脾は後天の本であり、腎は先天の本である。脾と腎の陽気は、相互に助けあって身体や四肢の温煦、水穀の運化、水液の気化などを行っている。したがって、脾腎陽虚となると、陰寒内盛、運化機能の失調、水液代謝障害などの病証がおこりやすい。

「臨床所見」：寒がり、四肢の冷え、足腰が弱い、未消化物を下痢する。五更泄瀉、水腫、小便不利を伴うことがある。舌質淡胖、舌苔白滑、脈沈細。

「治則」：温補脾腎（脾と腎の陽気を補う）。

「処方例」：四神丸あるいは附子理中丸＋金匱腎気丸など。

6、肝腎陰虚証

肝と腎は「肝腎同源」といわれている。肝陰と腎陰とは相互資生の関係にあり、同時に衰退して腎陰と肝陰がともに虚弱になりやすくなる。肝腎陰虚証の特徴は、陰液不足、陽亢火動にある。

「臨床所見」：イライラ、不眠、口渇、腰や足が弱い、ほてり、舌質紅、少津、脈細数。

「治則」：滋補肝腎（肝と腎の陰液を補う）。

「処方例」：杞菊地黄丸など。

7、肺腎陰虚証

腎陰は全身の陰の根本であり、肺陰の働きも腎陰の滋養に補助されている。また肺は「水の上源」と称され、津液代謝に重要な役割を果たしている。腎陰が充足しているためには、肺の津液が潤沢でなければならない。このような肺と腎が密接した相互関係のことを「金と水が互いに生じる」という。腎陰が不足すると肺を滋養できなくなり肺陰も虚損しやすい。一方、肺陰が虚損すると、津液が枯竭し腎陰を潤せなくなるため腎陰虚に陥りやすい。こうして肺・腎両臓の陰が不足する肺腎陰虚証となる。

「臨床所見」：咳、喘息、痰が少ない、吠え声がかすれる。口渇、ほてり、骨蒸潮熱、イライラ、不眠、舌質紅、苔少、脈細数。

「治則」：滋補腎陰、潤肺止咳（腎と肺の陰液を補い、咳止め）。

「処方例」：百合固金湯、八仙丸など。

8、肝脾不和証

肝は疏泄を主り、脾は運化を主る。両者の機能が協調していれば、気機はスムーズに行われ、運化も正常に行われる。両者の関係は密接であり、病理上も相互に影響しやすく、肝の疏泄機能と脾の運化機能が同時に失調しやすい。このようにして肝脾不和証がおこる。

「臨床所見」：イライラする、食少、便溏、あるいは腸鳴、おなら、泄瀉、舌苔白、脈弦。

「治則」：疏肝健脾（肝の疏泄機能をよくし、脾の運化機能を向上させる）。

「処方例」：保和丸、四逆散＋四君子湯、痛瀉要方など。

９、肝火犯肺証（かんかはいはんしょう）

肝気の昇発が亢進しすぎて、気火が上逆すると肺に影響しやすくなる。肺に影響して肺の清粛機能が失調すると、肝火犯肺証を形成する。

「臨床所見」：イライラ、怒りっぽい、噛みつく、目の充血、空咳、舌質紅、舌苔薄黄、脈弦数。

「治則」：清肝瀉肺（せいかんしゃはい）（肝と肺の熱邪を取り除く）。

「処方例」：黛蛤散、瀉白散など。

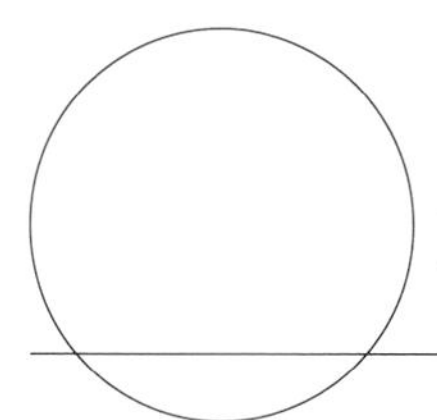

第 11 章　ペット中医学の常用方剤

第 1 節　方剤の配合原則

一．方剤と治療方剤と治療の関係は「弁証論治」の一言に尽きる

弁証によって疾病の病理機序を把握し、それに応じ、ペット中医治療原則を立て、生薬を選んで処方を作る。処方は治療法則に従って、治療法則は証に従って組み立てられる。

最終的に処方は生薬によってその目的がかなえられる。

二．方剤の分類

(一) " 七方、十剤 "

- 七方――大、小、緩、急、奇、偶、復
- 十剤――宣、通、補、泄、軽、重、渋、滑、燥、湿

(二) " 医方集解 " およびその影響――二十一類

清代の汪昂著「医方集解」に先人の成しとげたものを統合して、別に分類方法を立てた。それは補養、発表、涌吐、攻裏、表裏、和解、理気、理血、袪風、袪寒、清熱、利湿、潤燥、瀉下、化痰、消導、収渋、殺虫、明目、癰瘍、経産などの二十一種類に分け、さらに救急の処方を附加した。この種の分類は臨床における弁証分類と結びつけるのに便利である。

方剤学の分類は主に「法則を以って処方を統す」であり、分類は大部分「医方集解」を参考にし、解表、瀉下、和解、清熱、袪熱、温裏、表裏双解、補益、安神、開竅、固渋、理気、理血、治風、潤燥、袪湿、袪痰、消導化積、駆虫、涌吐、癰瘍などの二十一章に分類される。

ペット中医学の疾患の種類を考え、次のように分類する。解表、温裏、和解、安神、補益、理気、清熱、袪湿、理血、治風、瀉下、潤燥、袪痰、固渋、消導。

三．方剤の配合と変化

(一) 配合の原則：君(くん)、臣(じん)、佐(さ)、使(し)

君薬：処方の主薬であり、疾病の主証に対し治療効果を示す薬物である。

臣薬：君薬を補助し、君薬の効果を増強する薬物である。

佐薬：二つの意義がある。一は主薬に対して制約的に働く作用があり、いま一つは主薬に協力し、次に主要な症状を治療する作用がある。前者は主薬の有毒の場合に適応し、後者は

兼証の比較的多い病例に適応する。

使薬：一般に引経薬と考えられており、諸薬を直接病処に導く作用がある。時には引経薬としては作用せず、諸薬を調和する効果を現わす。

(二) 配合の変化

1、薬味加減の変化

「処方は生薬によって異なる」。薬味は増やしたり、あるいは減らしたりすることによって方剤の配合が変えられる、それによって方剤の効能も変化する。目的は更に新しい病情に適応させることである。

例えば、三拗湯：麻黄湯から桂枝を除き、生姜を加える；止咳の効果が強調される。

2、薬量加減の変化

方剤の薬物は同じだが、薬量が変わることによって効能と主治が変わってしまう。

例えば小承気湯：大黄 12 g （君薬)、厚朴 6 g 、枳実 9 g ；瀉下が主な目的になる。

厚朴三物湯：厚朴 24g（君薬)、大黄 12g、枳実 6g；利気が主な目的になる。

3、剤型更換の変化

同じような方剤では、剤型によって治療効果も変わってくることがある。剤型の決め手は主に病情による。たとえば、理中丸抵当湯と抵当丸。

4、合方の変化

二つの処方を合わせて一つの処方にし。双方の効果を期待する。例えば温清飲：四物湯＋黄連解毒湯。

八珍湯：四物湯＋四君子湯。

四. 剤型

煎剤、散剤、丸剤（蜜丸、水丸、糊丸、濃縮丸)、膏剤（流浸膏、浸膏、煎膏（ゼリー)、軟膏、硬膏)、丹剤、酒剤、茶剤、薬露、錠剤、条剤、線剤、炙剤、エキス剤、注射剤など。

五. 煎剤のつくり方

(一) 煎じ方

1、道具：陶器が一番良いが、磁器、硝子などでも使われる。鉄器は避けるべき。

2、煎じ方法：有効成分を充分に出す方法として、二番煎じ、三番煎じを薦めたい。

3、水：いろいろな説があるが、(流水、とぎ汁、酒水など)。現在では特殊な要求以外に、きれいな水であればよい。水量は薬量の多少により、一般的に薬物より15ml ぐらい多いほうがよい。

4、煎薬の火力：強火（武火）と弱火（文火）の区別がある。

5、煎薬方法

- 薬を水に充分浸けてから煎じる。
- 沸騰後に火を弱める。
- 清熱剤、芳香類薬、葉物の類は強火で短時間で煎じ、薬効の低下、あるいは変化することを避ける。
- 補薬、根類は弱火で長い時間煎じ、薬効を最大限に発揮させる。
- 烏頭、附子など毒性薬に対しては、弱火で5時間以上の長い時間をかけて煎じ、毒性を緩和させる。

6、特殊な煎じ方もある（処方で明記しなければならない）

①先煎：貝殻、鉱石類の薬物、砕いてから先煎、沸騰後約20分を経ってから、他の薬を入れる。例えば亀板、鼈甲、代赭石、石決明、生牡蛎、生竜骨、石膏など。

質が軽く、量の大きい植物薬、例えば芦根、茅根、夏枯草、竹茹などは、先に煎じ、それから薬汁で他の薬を煎じる。

②後で入れる：精油成分の多い薬には他の薬を煎じて出来上がっているところで入れ、4～5分間煎じる。例えば薄荷、砂仁、豆寇など。

③包んで煎じる：薬液の混濁と消化管、咽喉に対する不良刺激を防止するために、薄い布あるいはガーゼなどで薬を包んで煎じる。例えば赤石脂、滑石、旋覆花など。

④別で煎じてから入れる：貴重薬の場合、有効成分をできるだけ多めに保存するために、別に煎じる方法を利用する。例えば人参、小片を切って、水を入れて凡そ3時間煎じる。また羚羊角など、小さく切って2時間ほど煎じる。

⑤溶かす：膠、粘り強い溶けやすい薬物には、単独で加温し溶かして、出来上がった薬液の中に入れて飲む。例えば阿膠、鹿角膠、蜂蜜、飴糖など。

⑥沖服：散剤、丹剤、丸剤、自然汁など、例えば牛黄、麝香、沈香末、肉桂末、田三七、紫雪丹、六神丸、生藕汁など。

(二) 飲み方

1、服用時間

- 食前約1時間ほどが良い。
- 胃腸に対して刺激がある薬は食後に飲む。

- 滋膩補益薬（滋陰薬、補薬）は空腹時に飲むことをさける。
- 安神薬は寝る前に。
- 急病の場合は時間を決めなくて、連続飲んでもいい。

2、服薬方法

- 一日一剤、一剤を二回服用、量の多い処方は三回服用。
- 病情緊急の場合には頓服、特殊な場合には一日に両剤を連続服用もできる。
- 一般的に煎じた薬は常温で服用。
- 強い薬、あるいは毒性薬には、小量からだんだん増加し、効果あれば中止。

3、薬量について

ペットの体重の差は大きいので、処方の基本投与量として中型犬（5 ～ 15kg）で考え、小型ペットと大型ペットの投与量は加減して投与する。

附 : 十六進制と公国際計量単位の換算 :

1 斤（16 両）=0.5kg=500g

1 市両 =31.25g

1 市銭 =3.125g

1 市分 =0.3125g

1 市厘 =0.03125g

第2節　常用方剤

一. 解表剤

処方名	ペット用組成例	効能 / 主治
麻黄湯	麻黄４ g、桂枝３ g、杏仁６ g、炙甘草２ g	〔効能〕:解表(げひょう)、宣肺平喘(せんぱいへいぜん)。〔主治〕: 外感の風寒により発熱、喘息、脈が浮緊。
桂枝湯	桂枝６ g、芍薬６ g、甘草３ g、生姜４ g、大棗２枚＝ 3g	〔効能〕: 解肌 (げき)、営衛 (えいえ) を調和する。〔主治〕:風邪の侵入、発熱、鼻鳴、吐き気、舌苔が白、脈浮緩或いは浮弱。
小青竜湯	麻黄 6g、芍薬 6g、細辛 2g、乾姜 3g、桂枝 4g、半夏 6g、五味子 3g、炙甘草 2g	〔効能〕: 解表化飲 (げひょうかいん)、止咳平喘 (しがいへいぜん)。〔主治〕: 咳嗽、喘息、痰は多いが薄くて水っぽい、舌苔は潤滑、脈浮緊の証、或いは痰飲咳喘。
銀翹散	連翹 6g、銀花 6g、桔梗 9g、薄荷 9g、竹葉 6g、生甘草 5g、荊芥穂 4g、淡豆鼓 4g、牛蒡子 6g	〔効能〕:辛涼解表 (しんりょうげひょう)、清熱解毒 (せいねつげどく)。〔主治〕: 発熱、口渇、舌尖が赤く、舌苔は薄白或いは薄黄で、脈は浮数。

麻杏甘石湯	麻黄 3g、杏仁 6g、 炙甘草 3g、石膏布包 10g	〔効能〕:辛涼宣泄（しんりょうせんせつ）、清肺平喘（せいはいへいぜん）。 〔主治〕：発熱、咳逆、パンティング、口渇、舌苔は薄白或いは黄色、脈は滑で数の証を治す。熱が肺に鬱し、喘息、鼻翼が激しく動く証を生じた場合。

二．温裏剤

処方名	ペット用組成例	効能 / 主治
四逆湯	附子、生の皮を除き 3g、 乾姜 6g、炙甘草 3g	〔効能〕：回陽救逆（かいようきゅうぎゃく）。 〔主治〕:1．四肢厥逆、寒がり、ずっと寝ている、下痢、口渇がなく、脈は沈。2．吐き下して腹痛、四肢の冷え。又本方の乾姜の量を倍にしたものを通脈四逆湯と名づけ、四肢の冷えや脈が弱い証。 本方は回陽救逆の主要な方剤である。
真武湯	茯苓 8g、芍薬 6g、生姜 1 枚、 白朮 8g、炮附子 2g	〔効能〕：温腎散寒（おんじんさんかん）、健脾利水（けんぴりすい）。 〔主治〕：小便不利、四肢の疼痛、悪寒、下痢、或いは胸水があり、口渇がない、舌苔白、脈沈。
理中丸	人参 8g、乾姜 4g、炙甘草 2g、 白朮 8g	〔効能〕:温中祛寒（おんちゅうきょかん）、補気健脾（ほきけんぴ）。 〔主治〕：中焦の虚寒、下利、口渇無く、嘔吐、腹部の脹満、食欲不振。 中焦の虚寒を治療する重要な方剤となる。 附子理中丸――理中丸加附子 2g。本方の主治は脾胃の虚寒、嘔吐、下痢、四肢の冷え。
当帰四逆湯	当帰 8g、芍薬 6g、 桂枝去皮 6g、細辛 1g、 炙甘草 2g、通草 4g、 大棗 6 枚	〔効能〕：温経散寒（おんけいさんかん）、養血通脈（ようけつつうみゃく）。 〔主治〕：四肢の冷え手、脈が細。又寒が経絡に入り、腰、股、腿、足の疼痛を引起こす。 当帰四逆加呉茱萸生姜湯――当帰四逆湯加呉茱萸 3g、生姜 6g。四肢の冷え、脈細、内寒が強い。
小建中湯	芍薬 10g、桂枝皮去 6g、 甘草 3g、生姜 6g、 大棗 2 枚＝ 3 g、飴糖 15g 小建中湯は桂枝湯中の芍薬を倍量とし、飴糖を加えたものである。	〔効能〕：温中補虚（おんちゅうほきょ）、和裏緩急（わりかんきゅう）。 〔主治〕：虚労で、吐き気、腹部の冷え、腹部のマッサージを喜ぶ、食欲不振。
黄耆桂枝五物湯	黄耆 8g、白芍薬 6g、 桂枝 6g、生姜 6g、大棗 3g	〔効能〕：益気温経（えっきおんけい）、和血通痺（わけつつうひ）。 〔主治〕：血痺、営衛不和、腠理が弱くなり、風邪が侵入し、皮膚の感覚異常、感覚のマヒ、四肢の痛み、脈は渋、無力。

三. 和解剤

処方名	ペット用組成例	効能／主治
小柴胡湯	柴胡 8g、黄芩 6g、人参 4g、半夏 6g、炙甘草 2g、生姜 6g、大棗 2 枚＝ 3g	〔効能〕：少陽を和解する。 〔主治〕：少陽の証、往来寒熱、胸脇の脹満、食欲不振、イライラ、吐き気、口渇、舌苔薄白、脈弦の場合。および黄疸等の雑病で少陽証を現わす場合。
四逆散	柴胡 6g、炙甘草 3g、枳実 4g、芍薬 6g	〔効能〕：和解表裏（わかいひょうり）、疏肝健脾（そかんけんぴ）。 〔主治〕：気滞、肝脾不和による四肢の冷え、腹部の張り、下痢、食欲不振ないし食欲のむらがある。
逍遥散	柴胡 6g、当帰 6g、白芍 6g、白朮 6g、茯苓 6g、炙甘草 3g	〔効能〕：疏肝解鬱（そかんげうつ）、健脾和営（けんぴわえい）。 〔主治〕：肝鬱して血虚し腹部の張り、イライラ、口渇、疲れ、食欲不振、脈弦。
半夏瀉心湯	半夏 6g、黄芩 6g 乾姜 6g、人参 6g、炙甘草 6g、黄連 2g、大棗 2 枚＝ 3g	〔効能〕：和胃降逆（わいこうぎゃく）、開結除痞（かいけつじょひ）。 〔主治〕：胃腸機能の乱れ、腹部の張り、ゲップ、嘔吐、腸鳴、下痢。
芍薬甘草湯	白芍薬 8g、炙甘草 8g	〔効能〕：調和肝脾（ちょうわかんぴ）、緩急止痛（かんきゅうしつう）。 〔主治〕：四肢筋肉のひきつり、痙攣、震え、痙攣性の痛みなど。

四. 安神剤

処方名	ペット用組成例	効能／主治
天王補心丹	人参、玄参、丹参、遠志、桔梗、茯苓各 6g、五味子、当帰、天門冬、麦門冬、柏子仁、酸棗仁各 8g、生地黄 12g	〔効能〕：滋陰清熱（じいんせいねつ）、補心安神（ほしんあんしん）。 〔主治〕：陰虚、貧血、イライラ、不整脈、睡眠不安、不安、夢が多い、便秘、口内炎、舌紅、舌苔が少ない、脈細で数など。
酸棗仁湯	酸棗仁 10g、甘草 2g、知母 6g、茯苓 6g、川芎 3g	〔効能〕：養血安神（ようけつあんしん）、清熱除煩。 〔主治〕：イライラ、不眠、不整脈、口渇、脈弦など。
甘麦大棗湯	甘草 10g、小麦 15g、大棗 7 枚	〔効能〕：養心寧神（ようしんねいしん）、和中緩急（わちゅうかんきゅう）。 〔主治〕：不安、よく鳴き、不眠、イライラ、凶暴で噛みつく、あくびが多い、知覚過敏、或いは痙攣、或いはてんかんなど、種々の精神異常状態、舌苔が少ない、脈は細。
安神定志丸	人参 4g、茯苓 6g、竜歯 10g、遠志 4g、石菖蒲 4g	〔効能〕：寧心安神（ねいしんあんしん）、益血固精（えきけつこせい）。 〔主治〕：心腎不交（しんじんふこう）、驚きやすい、不整脈、不眠、脈は細で、結代、無力。

五. 補益剤

処方名	ペット用組成例	効能 / 主治
四君子湯	人参 6g、炙甘草 3g、茯苓 6g、白朮 6g	〔効能〕：甘温益気（かんおんえっき）、健脾養胃（けんぴようい）。 〔主治〕：気虚の諸証を治療する。食欲がなく、軟便、吠えない、四肢に力が無く、脈は細軟或いは沈緩等。 本方は補気の基本方剤である。
参苓白朮散	白扁豆 3g、人参、白朮、白茯苓、炙甘草、山薬各 8g、蓮子肉、桔梗、薏苡仁、縮砂仁各 6g	〔効能〕：補気健脾（ほきけんぴ）、和胃滲湿（わいしんしつ）。 〔主治〕：脾胃の虚弱で、飲食の不消化、嘔吐、下痢、身体が虚弱、四肢無力、痩せ、脈は虚緩なる。
六君子湯	人参、炙甘草、茯苓、白朮各 6g、半夏、陳皮各 4g。生姜 2g、大棗 2 枚＝ 3g。	〔効能〕：補気健脾（ほきけんぴ）、燥湿化痰（そうしつかたん）。 〔主治〕：脾胃の不調、食欲不振，腹部の脹り、嘔吐、下痢、軟便など。
香砂六君子湯	人参、炙甘草、茯苓、白朮各 8g、半夏、陳皮各 4g、木香、砂仁各 3g。生姜 2g、大棗 2 枚＝ 3g。	〔効能〕：健脾益気（けんぴえっき）、和胃理気（わいりき）。 〔主治〕：気虚、痰飲内停、脾胃不和による諸証、たとえば腹部の脹り、食欲不振、ゲップ、嘔吐、下痢など。
補中益気湯	黄蓍 10 g、灸甘草 5 g、人参 6 g、当帰 4 g、陳皮 3g、升麻 3g、柴胡、白朮各 6 g	〔効能〕：補気健脾（ほきけんぴ）、昇陽挙陥（しょうようきょかん）。 〔主治〕：脾胃気虚、呼吸が浅く、疲れやすい、肢体がだるい、毛並みのつやがない、舌質淡、舌苔が薄白、脈は洪大ではあるが按ずれば虚軟となる。また、気管虚脱、脱肛、巨大腸、子宮下垂、慢性下痢など。
炙甘草湯	灸甘草 8g、大棗 2 枚＝ 3g、阿膠 4g、生姜 6g、人参 4g、生地黄 10g、桂枝 6g、麦門冬 6g、麻仁 6g	〔効能〕：益気滋陰（えっきじいん）、補血復脈（ほけつふくみゃく）。 〔主治〕：脈結代、或いは虚労咳嗽、疲れやすい、舌光少苔、或いは舌質の乾燥。または息切れ、痩せ、不整脈、不安、不眠、口渇、大便難、脈虚数。 脈の結代を治療する主方である。
生脈散	人参 6g、麦門冬 10g、五味子 4g	〔効能〕：益気養陰（えっきよういん）、生津止渇（しょうしんしかつ）。 〔主治〕：体が倦怠、呼吸は浅くなり口が渇き、脈は虚弱になる。または慢性咳嗽、空咳、呼吸は浅く、口が乾き、舌が乾燥、脈が虚。
四物湯	熟地黄 8g、白芍薬 8g、当帰 6g、川芎 4g	〔効能〕：補血調血（ほけつちょうけつ）。 〔主治〕：貧血、毛並みのつやはよくない、性器の不正出血、脱毛、無気力、呼吸困難、歯肉は白っぽい、舌質淡白、脈は細。 養血剤の主方である。
帰脾湯	白朮、茯神、黄蓍、竜眼肉、酸棗仁各 10g、人参、木香各 5g、炙甘草 3g、当帰、遠志各 2g	〔効能〕：健脾養心（けんぴようしん）、益気補血（えっきほけつ）。 〔主治〕：過度なストレスにより心脾を損傷し、不整脈、驚かされやすい、無気力、食欲不振、不眠、多夢、慢性不正出血、紫斑が出やすい、舌質淡白、脈は細弱。

八珍湯	当帰、川芎、白芍薬、熟地、人参、白朮、茯苓各 6g、炙甘草 3g	〔効能〕：気血を補益する。 〔主治〕：気血が両虚し、冷え、無気力、時に煩躁、口渇、毛並みのつやはない、貧血傾向など。 本方は四物湯と四君子湯の複方である。
十全大補湯	当帰、川芎、白芍薬、熟地黄、人参、白朮、茯苓各 6g、炙甘草 3g、黄蓍 8g、肉桂 3g	〔効能〕：気血両補（きけつりょうほ）。 〔主治〕：無気力、喘息、咳遺、慢性出血、肌肉消痩し、舌質淡白、脈は細弱。 八珍湯加黄蓍、肉桂である。
金匱腎気丸	乾地黄 8g、山薬、山茱萸各 4g、沢瀉、茯苓、牡丹皮各 3g、桂枝 (肉桂)、炮附子各 2g	〔効能〕：腎陽を温補する。 〔主治〕：腎陽不足し、腰痛、足の運動障害、常に冷え、小便不利或いは小便がかえって多く、白髪、脱毛、脈弱小、痰飲など。
六味地黄丸	熟地黄 8g、山茱萸肉、乾山薬各 4g、沢瀉、茯苓、牡丹皮各 3g	〔効能〕：滋陰補腎（じいんほじん）。 〔主治〕：四肢が無気力、ほてり、聴力低下、視力低下、頻尿または尿が少ない、歯の動揺等。 補陰の主要方剤である。
右帰飲	熟地黄 10g、山薬 3g、枸杞子 4g、山茱萸 3g、炙甘草 3g、肉桂 3g、杜仲 4g、制附子 2g	〔効能〕：腎陽を温補する。 〔主治〕：腎陽不足し、元気なく、無気力、痩せ、腰痛、立ってられない、冷え、舌質淡白、脈細。
左帰飲	熟地黄 10g、山薬、枸杞子、茯苓各 6g、山茱萸 4g、炙甘草 3g	〔効能〕：腎陰を補益する。 〔主治〕：腎陰不足、四肢が無気力、口渇、ほてり、時にイライラ、便秘傾向、舌質紅い、舌苔が少ないまたは無い、脈は細数。
一貫煎	北沙参、麦門冬、当帰身各 6g、生地黄 10g、枸杞子 4g、川楝子 2g	〔効能〕：滋陰疏肝（じいんそかん）。 〔主治〕：肝腎の陰が虚弱し、気滞、イライラ、ほてり、口渇、無気力、貧血傾向、視力低下、白内障、脈は細弱、或いは虚弦、舌に津液が少ない。

六. 理気剤

処方名	ペット用組成例	効能 / 主治
越鞠丸	蒼朮、香附子、川芎、神曲、炒山梔子各 6g	〔効能〕：行気解鬱（ぎょうきげうつ）。 〔主治〕：気滞、血瘀、痰濁、湿滞、食滞等による腹部の脹り、ゲップ、嘔吐、食欲不振など。
半夏厚朴湯	半夏 4g、厚朴 3g、茯苓 6g、生姜 3g、紫蘇葉 2g	〔効能〕：行気散鬱（ぎょうきさんうつ）、降逆化痰（こうぎゃくかたん）。 〔主治〕：ストレスによる痰濁、ゲップ、喘息し、吐き気或いは嘔吐。
蘇子降気湯	半夏 6g、紫蘇子 9g、炙甘草 3g、肉桂 3g、前胡 6g、厚朴 6g、陳皮 6g、当帰 6g	〔効能〕：降逆平喘（こうぎゃくへいぜん）、温化痰湿（おんかたんしつ）。 〔主治〕：痰が多い、咳嗽、喘息、呼吸困難など。
旋覆代赭石湯	旋覆花 8g、人参 6g、生姜 4g、代赭石 8g、炙甘草 2g、半夏 6g、大棗 2 枚＝ 3g	〔効能〕：扶正胃益（ふせいいえき）、降逆化痰（こうぎゃくかたん）。 〔主治〕：胃気の虚弱により痰濁が生じ、ゲップ、吐き気嘔吐、唾液が多くあふれ出る。

七．清熱剤

処方名	ペット用組成例	効能／主治
白虎湯	石膏砕 10 g、知母 6 g、炙甘草 2 g、粳米 6 g	〔効能〕：清熱生津（せいねつしょうしん）。〔主治〕：熱が盛んで、口が渇き、よく水を飲みたがり、熱を嫌がる、脈は洪大で力があるか或いは滑数。白虎加人参湯——白虎湯加人参 6 g。熱が裏に甚しく、津気（しんき）ともに消耗。および熱中症で身熱して口渇など。清熱（せいねつ）と益気生津（えっきしょうしん）を併用した方剤である。
黄連解毒湯	黄連 6g、黄芩、黄柏各 4g、山梔子 6g	〔効能〕：瀉火解毒（しゃかげどく）。〔主治〕：一切の火熱によりイライラ、凶暴、噛みつく、口渇、不眠、吐血、紅斑、紫斑、瘡瘍、膿疱、舌質に紅絳、脈は有力。本方は大苦大寒の瀉火解毒の薬より成り立っている。一切の火熱が表裏共に盛んな証に適用する。
五味消毒飲	金銀花 8g、蒲公英 8g、野菊花 5g、紫花地丁 6g、紫背天癸 4g	〔効能〕：清熱解毒（せいねつげどく）、消散瘡瘍（しょうさんそうよう）。〔主治〕：局部の発赤、腫脹、熱感、膿疱、便秘、口渇、舌質紅、舌苔黄、脈は数の症状など。瘡瘍腫毒（そうようしゅどく）に対する主要な処方である。様々な赤い発疹、化膿の疾患に対応できる。
竜胆瀉肝湯	竜胆草 6g、柴胡 6g、生地黄 3g、黄芩 6g、炒山梔子 6g、沢瀉 8g、木通 4g、車前子 6g、当帰 3g、甘草 3g	〔効能〕：肝経の湿熱を瀉す。〔主治〕：肝火と湿熱により、目の充血、目ヤニ、耳腫。頻尿、胆泥証、膀胱結石、皮膚の紅斑、滲出、脂漏、舌質紅、舌苔黄膩、脈は滑数。
玉女煎	石膏 10g、熟地黄 6g、麦門冬 4g、知母、牛膝各 3g	〔効能〕：清胃滋陰（せいいじいん）。〔主治〕：胃の熱証で、口渇、歯周病、口内炎、口臭、出血、便秘、舌質紅、舌苔黄、脈は数など。
犀角地黄湯	水牛角 5g(磨汁、内服)、生地黄 10g、芍薬 8g、牡丹皮 8g	〔効能〕：清熱解毒（せいねつげどく）、涼血散瘀（りょうけつさんお）。〔主治〕：皮膚の紅斑、紫斑、血尿、血便、口渇があるが水を欲しがらない、イライラ、凶暴、ほてり、舌質紅絳、芒刺、脈数。本方は涼血、止血、及び清熱解毒の効がある。
清営湯	水牛角 5 g (磨汁、内服)、生地黄 8g、玄参 5 g、竹葉心 3 g、金銀花 5 g、連翹 5 g、黄連 3 g、丹参 6 g、麦門冬 6 g	〔効能〕：清営解毒（せいえいげどく）、泄熱護陰（せつねつごいん）。〔主治〕：ほてり、口渇、イライラ、不眠、舌は紅絳して乾き、脈数、或いは赤い発疹など。
導赤散	生地黄、木通、生甘草梢各 5g（一方には灯芯を加える。）、竹葉 3g	〔効能〕：清心養陰（せいしんよういん）、利水導熱（りすいどうねつ）、清熱利水（せいねつりすい）。〔主治〕：心経の熱が盛んで、口渇、目が充血、イライラ、冷たいものを欲しがる。または口内炎、頻尿、血尿等。

青蒿鼈甲湯	青蒿 6g、鼈甲 10g、 細生地黄 8g、知母 4g、 牡丹皮 6g	〔効能〕：養陰清熱（よういんせいねつ）。 〔主治〕：ほてり、皮膚の赤い発疹、潮熱、体は痩せ、脈は数、舌質紅、苔舌が少ない等の証に非常に宜しい。本方は肺労、骨蒸(こつじょう) ともに用いることが出来、或いは陰虚火旺によるその他の虚熱にも用いられる。

八. 祛湿剤

処方名	ペット用組成例	効能 / 主治
平胃散	陳皮、厚朴各 6g、蒼朮 10g、 炙甘草 2g	〔効能〕：燥湿健脾（そうしつけんぴ）。 〔主治〕：脾胃の不和、食欲不振、腹部の張り、嘔吐、ゲップ、無気力、嗜臥、大便溏薄、舌苔白色。 燥湿健脾の主方である。
藿香正気散	藿香 6g、紫蘇、白芷、大腹皮、 茯苓各 3g、白朮、陳皮、半夏、 厚朴、桔梗、炙甘草 4g	〔効能〕：解表和中（げひょうわちゅう）、理気化濁（りきかだく）。 〔主治〕:腹部の張り、嘔吐、ゲップ、下痢、舌苔厚い、ないし白膩等の証。
三仁湯	杏仁 10g、飛滑石 12g、 通草、竹葉、厚朴各 4g、 薏苡仁 12g、半夏 10g、 白蔻仁 4g	〔効能〕：中焦を宣暢（せんちょう） し、清熱利湿（せいねつりしつ）。 〔主治〕:無気力、腹部の張り、食欲なく、午後ほてる、熱中症、舌白色、脈濡。
五苓散	沢瀉 15g、猪苓去皮、白朮、 茯苓各 9g、桂枝去皮 6g	〔効能〕：化気利水（かきりすい）。 〔主治〕：小便不利、口渇、水を欲しがる、或は飲水して吐き出す、嘔吐と下痢を交互にくり返し、腹水、無気力、涎沫を吐し、舌質淡紅、舌苔白膩。
苓桂朮甘湯	茯苓 12g、桂枝 9g、白朮 6g、 甘草 6g	〔効能〕：健脾滲湿（けんぴりしつ）、温化痰飲（おんかたんいん）。 〔主治〕:痰飲病で腹部の張り、不整脈、息切れ、咳嗽、便溏、舌苔水滑、脈弦滑等。 苓桂朮甘湯は痰飲病を治す主要な方剤である。もし脾気の虚が強い場合は人参を加え、痰が多い場合は二陳湯と合方する。
八正散	車前子、木通、瞿麦、扁蓄、滑石、 炙甘草、山梔子仁、大黄各 6g	〔効能〕：清熱瀉火（せいねつしゃか）、利水通淋（りすいつうりん）。 〔主治〕：湿熱による淋病に適応する。頻尿、尿もれ、小便濁る、血尿、或いは尿閉、口渇、脈実数など。

九. 理血剤

処方名	ペット用組成例	効能 / 主治
血府逐瘀湯	当帰 6g、生地黄 6g、 紅花 6g、牛膝 6g、桃仁 8g、 枳殻 4g、赤芍薬 4g、 柴胡 2g、甘草 2g、桔梗 3g、 川芎 3g	〔効能〕：活血化瘀（かっけつかお）。 〔主治〕：消痩し、咳嗽、ほてり、潮熱、腹部の張り、青筋が暴露し、皮毛は艶がない、尿は白い混濁状。関節が痛み、イライラしてよく怒る、不眠、多夢、不整脈、ゲップ、舌質青紫、瘀斑、脈は渋など。

桃紅四物湯	当帰 6g、熟地黄 6g、 紅花 6g、桃仁 8g、 赤芍薬 4g、川芎 3g	〔効能〕：養血活血（ようけつかっけつ） 〔主治〕：血虚、瘀血による諸症状、関節の痛み、腫瘤、貧血傾向、震え、不整脈、不眠、舌の瘀斑など。
補陽還五湯	黄耆 10g、当帰 4g、 赤芍薬 4g、地竜 3g、 川芎 3g、桃仁 3g、紅花 2g	〔効能〕：補気（ほき）、活血（かっけつ）、通絡（つうらく）。 〔主治〕：半身不随、顔面神経麻痺、四肢の運動障害、震え、冷え、無気力、尿失禁、舌苔が白、脈は緩、弱い。 気虚血瘀の証に使い、補気を中心にしながら、活血通絡の生薬を合わせる処方である。

十．祛風剤

処方名	ペット用組成例	効能 / 主治
独活寄生湯	独活 6 g、桑寄生、秦艽、防風、細辛、当帰、芍薬、川芎、地黄、杜仲、牛膝、人参、茯苓、甘草、桂心各 4 g	〔効能〕：強壮肝腎（きょうそうかんじん）、補益気血（ほえききけつ）、祛風湿（きょふうしつ）、止痛（しつう）。 〔主治〕：運動器障害、立っていられない、関節不利、肝腎の両虚、冷え、腿足の屈伸困難或は感覚マヒ。 もし痺証が長引き経絡に停滞すれば、通絡の薬品が必要となるので木瓜、五加皮、伸筋草、海風藤等の通絡の薬品を配合する。 標本ともに治し、扶正祛邪の薬方となる。
消風散	当帰 4g、生地黄 4g、防風、蝉退、知母、苦参、麻子仁、荊芥、蒼朮、牛蒡子各 3g、石膏 6g、甘草 2g、木通 2g	〔効能〕：疎風養血（そふうようけつ）、清熱除湿（せいねつじょしつ）、止痒（しよう）。 〔主治〕：湿疹、痒み、赤い丘疹、赤い膨疹、滲出、痂皮、舌苔薄白または黄、脈浮数。
当帰飲子	当帰、白芍薬、川芎、生地黄、白蒺藜、防風、荊芥各 4g、何首烏、黄耆各 3g、炙甘草 2g	〔効能〕：滋陰養血（じいんようけつ）、祛風止痒（きょふうしよう）。 〔主治〕：皮膚の乾燥、苔癬化、鱗屑、痒み、丘疹、結節、舌質淡、脈細など。
鎮肝熄風湯	牛膝、代赭石 8g、竜骨、牡蠣、亀板、白芍薬、玄参、天門冬各 4g、川楝子、麦芽、茵陳蒿 3g、甘草 2g	〔効能〕：鎮肝熄風（ちんかんそくふう）、滋陰潜陽（じいんせんよう）。 〔主治〕：ふらつき、震え、立っていられない、眼振、イライラ、顔面神経マヒ、てんかん、半身不随、脈は弦など。
牽正散	白附子、白殭蚕、全蝎各 4g	〔効能〕：祛風通絡（きょふうつうらく）、化痰止痙（かたんしけい）。 〔主治〕：顔面神経マヒ。
大秦艽湯	秦艽 6g、川芎、当帰、白芍薬各 4g、細辛 1g、羌活、防風、黄芩各 3g、石膏 6g、白芷、白朮、生地黄、熟地黄、茯苓各 3g、独活 4g、甘草 3g	〔効能〕：祛風清熱（きょふうせいねつ）、養血活血（ようけつかっけつ）。 〔主治〕：風邪により経絡が詰まり、顔面神経マヒ、発声障害、四肢の運動障害など。

十一. 瀉下剤

処方名	ペット用組成例	効能 / 主治
小承気湯	太黄 8g、炙厚朴 4g、 炙枳実 6g	〔効能〕：行気通下（ぎょうきつうげ）。 〔主治〕:便が硬め、腹部の張り、舌苔黄、脈滑の場合。
大承気湯	大黄 8 g、厚朴 8 g、 灸枳実 6 g、芒硝 6 g	〔効能〕：熱結（ねつけつ）を攻下（こうげ）する。 〔主治〕：腑実証で、ほてり、おならが頻発、便秘、腹部の張り、拒按、舌苔焦黄で起刺、或いは焦黒で燥裂、脈遅で滑、或いは沈遅で力がある。或いは臭い清水を下痢し、腹部の張り、堅硬で塊が触れる、口舌は乾燥し、脈は数で或は滑実。イライラ、凶暴になるなど。 寒下薬の中でも強い薬となっている。
麻子仁丸	麻子仁 5 g、杏仁 2.5 g、 枳実 2.5 g、大黄 5 g、 芍薬 2.5 g、厚朴 2.5 g	〔効能〕：潤腸通便（じゅんちょうつうべん）。 〔主治〕：胃腸の燥熱による便秘、便が硬め、排便困難など。 本方は小承気湯に麻子仁、杏仁、芍薬を加え、白蜜で練ったものであり、潤腸、通便、緩下の効果がある。

十二. 潤燥剤

処方名	ペット用組成例	効能 / 主治
清燥救肺湯	冬桑葉 6g、石膏 10g、人参 8g、 甘草 2g、胡麻仁 6g、阿膠 6g、 麦門冬 8g、杏仁 6g、 枇杷葉 8g	〔効能〕：清燥潤肺（せいそうじゅんぱい）。 〔主治〕:空咳、無痰、気逆して喘息、口が乾燥、鼻燥き、イライラ、口渇、舌乾無苔の証。 燥熱が肺を傷って引き起す諸証を治療する方剤である。
百合固金湯	生地黄、熟地黄、百合、麦門冬、 玄参各 6g、貝母、当帰、 芍薬各 4g、生甘草、 桔梗各 2g	〔効能〕:養陰清熱（よういんせいねつ）、潤肺化痰（じゅんぱいかたん）。 〔主治〕：肺腎の陰虚の虚火により、口の乾燥、咳嗽、喘息、痰に血が混じる、ほてり、舌紅苔少なく、脈細数。
増液湯	玄参 10g、麦門冬 8g、 生地黄 8g	〔効能〕：増液潤燥（ぞうえきじゅんそう）。 〔主治〕:主に津液不足し、大便秘結する証を治療する。
麦門冬湯	麦門冬 10g、半夏 4g、 人参 8g、甘草 2g、粳米 8g、 大棗 2 枚＝ 3g	〔効能〕：生津益胃（せいしんえきい）、降逆下気（こうぎゃくげき）。 〔主治〕：肺胃の陰分が傷れ、熱が上炎し、空咳、または涎沫を吐し、口が乾燥、口渇、舌は光って紅色、脈虚数。

十三. 祛痰剤

処方名	ペット用組成例	効能 / 主治
二陳湯	半夏、陳皮各 10g、茯苓 6g、 炙甘草 3g	〔効能〕:燥湿化痰（そうしつかたん）、理気和中（りきわちゅう）。 〔主治〕：臨床上にあっては本方を基礎として加減変化させ種々の痰証の治療に使用される。例えば、痰飲、咳、喘息、痰が多い、吐き気に適応する。 風痰に南星、竹瀝を加える。寒痰に半夏、姜汁を加える。火痰に石膏、青黛を加える。湿痰に蒼朮、白朮を加える。 本方は祛痰剤の主力で一番応用範囲の広い化痰和胃（かたんわい）の方剤である。

温胆湯	半夏、陳皮各 10g、茯苓 6g、 炙甘草 3g、竹筎 3g、 枳実 3g、大棗 2 枚＝ 3g。	〔効能〕:理気化痰(りきかたん)、和胃利胆(わいりたん)。 〔主治〕：驚きやすい、不眠、イライラ、不整脈、涎を吐く、ゲップ、嘔吐など。
苓甘五味姜辛湯	茯苓 8g、炙甘草 4g、 乾姜 6g、細辛 2g、五味子 4g	〔効能〕：温肺化飲（おんはいかいん）、化痰止咳（かたんしがい）。 〔主治〕:咳嗽(がいそう)、痰が多い、透明な水様な唾液、よだれが溢れる。パンディング、舌苔は白滑、脈は沈弦。

十四．固渋剤

処方名	ペット用組成例	効能 / 主治
真人養臓湯	人参 6g、当帰 6g、白朮 4g、 肉豆蔲 4g、肉桂 3g、 甘草 2g、白芍薬 4g、 木香 4g、訶子 4g、罌粟殻 3g	〔効能〕：温補脾腎（おんほひじん）、固脱止瀉（こだつししゃ）。 〔主治〕:慢性下痢、冷え、便の漏れ、脱肛、食欲不振、無気力、舌質淡白、舌苔白、脈遅細。
玉屏風散	黄耆 10g、白朮 6g、防風 4g	〔効能〕：益気固表（えっきこひょう）、収斂止汗（しゅうれんしかん）。 〔主治〕:風邪ひきやすい、悪風、疲れやすい、舌質淡、舌苔薄白、脈は浮弱。
桑螵蛸散	桑螵蛸 8g、遠志 6g、 菖蒲 4g、竜骨 8g、人参 6g、 茯神 4g、当帰 6g、亀板 6g	〔効能〕：調補心腎（ちょうほしんじん）、収斂止遺（しゅうれんしい）。 〔主治〕：頻尿、尿失禁、濁った尿、無気力、不眠、舌質は淡白、脈は細弱。

十五．消導剤

処方名	ペット用組成例	効能 / 主治
保和丸	山楂子 4g、神曲 4g、 半夏 4g、茯苓 6g、陳皮 3g、 連翹 4g、莱菔子 6g	〔効能〕：和胃健脾（わいけんぴ）、消食導滞（しょうしょくどうたい）。 〔主治〕:消化不良、腹部の張り、ゲップ、吐き気、嘔吐、舌苔厚膩、脈は滑。
啓脾湯	人参 6g、白朮 6g、茯苓 6g、 山薬 6g、蓮子肉 4g、 山楂子 4g、陳皮 3g、 沢瀉 3g、甘草 2g	〔効能〕：健脾益胃（けんぴえきい）、消食止瀉（しょうしょくししゃ）。 〔主治〕：食欲不振、腹部の張り、慢性下痢、ゲップ、よだれが溢れる。舌苔は白滑、脈は沈細。

ペット基礎中医学　索引

あ

か

さ

た

な

は

ま

や

ら

わ

著者プロフィール

楊 達（ようたつ Yang Da）

中国、雲南省出身。1982年 雲南中医学院医学部卒業、雲南中医学院「黄帝内経」研究室助手、雲南中医学院大学院を経て雲南中医学院中医外科・皮膚科教室勤務（講師）。1993年 埼玉医科大学皮膚科教室留学（医学博士号取得）。

現在、イスクラ産業株式会社取締役、世界中医薬学会連合会常務理事、世界中医薬学会連合会皮膚病専門委員会理事、雲南省中医薬学会中医皮膚・美容専門委員会名誉主任委員、雲南中医薬大学客員教授、日本中医薬研究会中医学講師、日本ペット中医学研究会顧問。

主な著書に、『アトピー性皮膚病の正体と根治法』（文芸社）『あなただけの美肌専科』（文芸社）など。

石野 孝（いしの たかし）

獣医大学卒業後、中国内モンゴル農牧学院（現・内モンゴル農業大学）にて中獣医を学ぶ。1993年 かまくら げんき動物病院を開院。最新の西洋医学と伝統的な東洋医学を結合し、動物に優しい治療を実践している。

日本ペット中医学研究会会長、国際中獣医学院日本校校長、中国伝統獣医学国際培訓研究センター名誉顧問、一般社団法人日本ペットマッサージ協会理事長など。

主な書籍に、『日中英版 犬猫経穴アトラス』（漢香舎）、『国際中獣医学院日本校主編 小動物臨床経絡・経穴自習帳』（漢香舎）、『ペットのための鍼灸マッサージマニュアル』（医道の日本社）、『犬の肉球診断BOOK』（医道の日本社）、『猫の肉球診断BOOK』（医道の日本社）など。

陳 武（ちんぶ Chen Wu）

中国、西安出身。1984年中国青海省畜牧獣医職業技術学院獣医専攻修了、1994年中国農業大学大学院中獣医学修士課程修了、1999年中国農業大学大学院中西結合獣医学博士課程修了。現在、Beijing University of Agriculture（北京農学院）教授、アジア伝統獣医学会/アジア中獣医学会（ASTVM/ASTCVM）秘書長、世界中獣医協会（WATCVM）常務理事、北京小動物獣医師会副理事長、中獣医分会会長、中国獣医画像学会副理事長、日本動物臨床医学会理事、日本ペット中医学研究会顧問、国際中獣医学院理事長・総院長、麻布大学客員教授。

主な著書に、『中獣医学』（中国農業出版社）、『中獣医験方と妙用』（中国化学工業出版社）、『犬猫疾病学』（中国農業大学出版社）、『犬猫疾病診治彩色図譜』（中国農業出版社）、『犬猫の経穴（ツボ）アトラス』（中日英文版、日本漢香社）、『犬と猫の神経病学』（湖北科学技術出版社、日本語訳）、『小動物のX線読影トレーニング』（湖北科学技術出版社、日本語訳）など。

ペット基礎中医学

NDC649

2019年2月18日　発　行

著　者　楊 達、石野 孝、陳 武

発行者　小川雄一
発行所　株式会社 誠文堂新光社
〒113-0033　東京都文京区本郷3-3-11
（編集）電話03-5800-5779
（販売）電話03-5800-5780
http://www.seibundo-shinkosha.net/

印刷所　広研印刷 株式会社
製本所　和光堂 株式会社

ISBN978-4-416-91860-9